HEILSTEINE
für die Seele

Mit der Kraft der Kristalle zu emotionalem Gleichgewicht

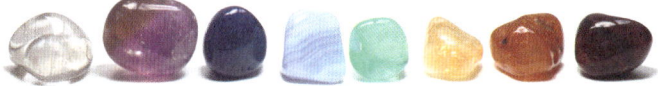

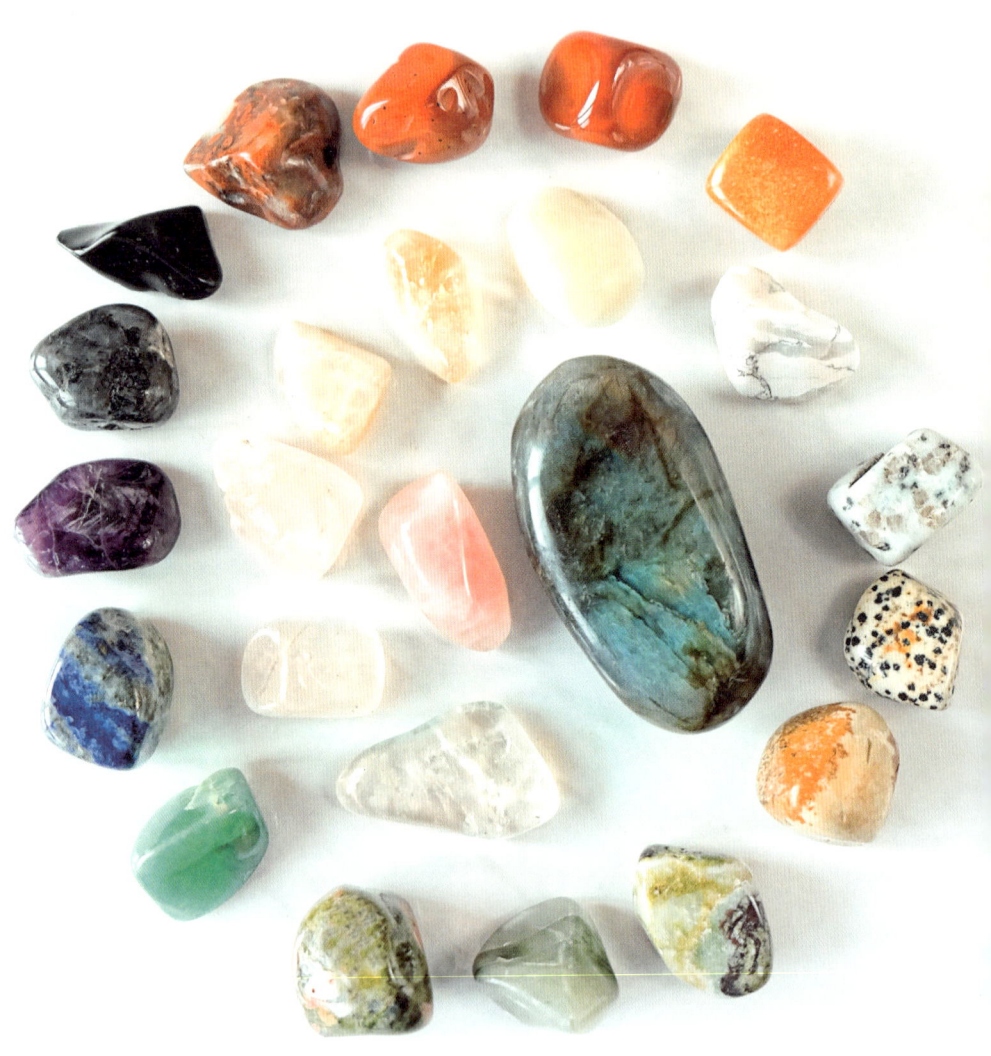

Christel Alberez
Nereus Alberts

HEILSTEINE
für die Seele

Mit der Kraft der Kristalle zu
emotionalem Gleichgewicht

Bassermann

ISBN: 978-3-8094-4876-1

1. Auflage

© 2024 by Bassermann Verlag, einem Unternehmen der Penguin Random House Verlagsgruppe GmbH, Neumarkter Str. 28, 81673 München
Copyright der englischen Originalausgabe © 2021 by Quarto Publishing plc, Die Originalausgabe erschien bei David & Charles Book unter dem Titel *Mood Crystals*.

Der Verlag behält sich die Verwertung der urheberrechtlich geschützten Inhalte dieses Werkes für Zwecke des Text- und Data-Minings nach § 44 b UrhG ausdrücklich vor. Jegliche unbefugte Nutzung ist hiermit ausgeschlossen.

Die Informationen in diesem Buch sind von Autor*innen und Verlag sorgfältig erwogen und geprüft, dennoch kann eine Garantie nicht übernommen werden. Eine Haftung der Autorin bzw. des Verlags und seiner Beauftragten für Personen-, Sach- und Vermögensschaden ist ausgeschlossen.

Umschlaggestaltung: Atelier Versen, Bad Aibling
Übersetzung: Dr. Ulrike Kretschmer, München
Projektleitung: Birte Dittmann
Redaktion, Satz und Producing: Dr. Alex Klubertanz, Haßfurt
Herstellung: Timo Wenda

Printed in China

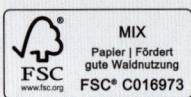

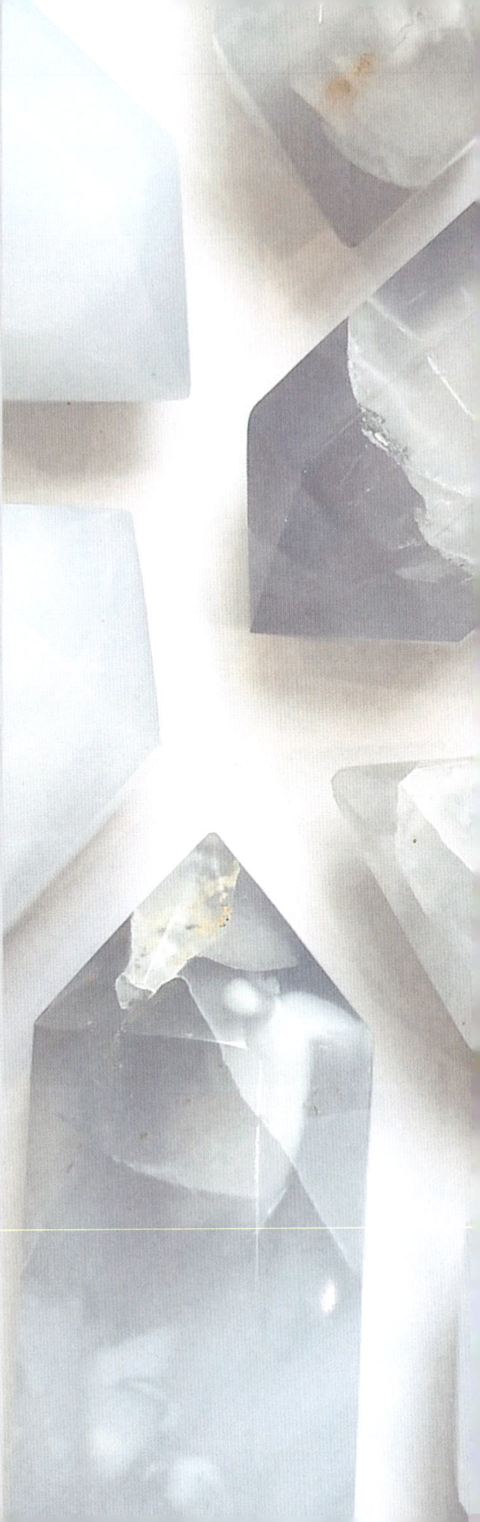

INHALT

Einführung 6

KAPITEL 1
EFFEKTIV MIT
HEILSTEINEN ARBEITEN 10
Die Macht der Heilsteine 12

KAPITEL 2
PRAKTISCHE ÜBUNGEN,
UM SICH MIT DEN STEINEN
ZU VERBINDEN 18
Core-Meditationsübung 22
Berührungsübung 26
Bewegungsmeditation 27
Bewusstes Träumen
mit dem Heilstein 28
Tagebuchübung 30
Übung »Klang und Stein« 31

KAPITEL 3
HEILSTEINE FÜR
PHYSISCHERE EMOTIONEN 32
Vertrauensvoll 34
Stark 36
Würdig 38
Ruhig 40
Ausgelassen 41
Optimistisch 42
Akzeptierend 44
Gelangweilt 46
Ausgelaugt 47
Ängstlich 48
Einsam 50

Schmerzvoll 51
Träge 52
Zerstreut 54

KAPITEL 4
ENERGETISCHER UND
TRANSFORMATIVER FLUSS 56
Stolz 58
Zuversichtlich 60
Passioniert 62
Sinnlich 64
Begeistert 65
Mutig 66
Wütend 68
Gereizt 70
Bedürftig 72
Possessiv 74
Frustriert 76
Nachtragend 77

KAPITEL 5
HEILSTEINE FÜR
INTUITIVERE EMOTIONEN 78
Liebevoll 80
Empathisch 82
Friedvoll 84
Freudvoll 86
Glückselig 88
Mitfühlend 90
Enttäuscht 92
Hoffnungslos 94

Trauernd 96
Beschämt 98
Entmutigt 100
Sorgenvoll 102

KAPITEL 6
HEILSTEINE FÜR
GEISTIGE KLARHEIT 104
Erleuchtet 106
Beseelt 108
Befreit 109
Intellektuell 110
Spirituell 112
Angezogen 114
Unsicher 116
Schuldig 118
Verwirrt 119
Nervös 120
Überfordert 122
Zaghaft 123

Emotionen identifizieren 124
Register 126
Danksagung 128
Bildnachweis 128

EINFÜHRUNG

Als Menschen sind wir alle einer ungeheuren Vielzahl an unterschiedlichen Emotionen unterworfen, die sich tiefgreifend auf unseren Alltag auswirken. Sich seiner Emotionen bewusst zu sein, bezeichnet man als emotionale Intelligenz – eine ausgesprochen wichtige Fähigkeit, da sie sich unmittelbar auf unser persönliches Wohlbefinden und die Qualität unserer Beziehungen auswirkt. Heilsteine besitzen bestimmte Frequenzen und Schwingungen. Durch ihre spezifischen energetischen Muster können wir lernen, unsere Stimmungen aufrechtzuerhalten, zu verstärken oder zu verändern. Sind wir uns unserer Gefühlslage bewusst und nutzen wir die Frequenzen der Heilsteine, können wir unser emotinales Wohlbefinden enorm steigern.

Als wir anfingen, Heilsteine und Mineralien zu sammeln, waren wir uns nicht sicher, wie wir sie nutzen konnten. Wir nahmen sie zu dem Meditationskreis mit, den wir besuchten, und staunten nicht schlecht, als sich plötzlich gewaltige Veränderungen einstellten. Wir wussten zwar nicht, was wir taten, vertrauten jedoch intuitiv der Wirkung, die die Steine auf uns hatten. Schließlich aber wollten wir mehr darüber wissen und strukturierter mit den Steinen arbeiten. Eines Tages stießen wir zufällig auf einen kleinen Laden, in dem eine ganz wunderbare Atmosphäre herrschte: multikulturelle Kunst aus der ganzen Welt und mittendrin in einer Vitrine versteckt die verlockendsten Heilsteine. Die Besitzerin des Ladens begrüßte uns mit einer Vertrautheit und Herzenswärme, als würden wir uns schon unser ganzes Leben lang kennen. Sie verkaufte uns unsere ersten Larimar-, Labradorit- und Schwarzer-Turmalin-Exemplare sowie einen riesigen Lepidolith und zeigte uns ein Heilsteinebuch, das wir noch nicht kannten. So kamen die ersten Heilsteinlehrer in unser Leben.

Als wir unsere Reise zur Crystal Resonance Therapy antraten, um selbst klinische Therapeuten der Heilstein-Resonanztherapie zu werden, wurde uns das einzigartige Geschenk zuteil, zusammenarbeiten und dabei voneinander lernen zu können. In diesen Initiationsjahren tauchten wir tief in die Welt der Heilstein- und Mineralienenergien ein. Nie hätten wir geahnt, welche Bereicherung die Steine für uns persönlich und für unsere Freundschaft sein würden. Dabei war bei Weitem nicht immer alles Regenbogen und Sonnenschein! Im Rahmen unserer Arbeit mit den Steinen mussten wir beide tief graben und eine Schicht emotionaler Muster nach der anderen freilegen, um schließlich alle Aspekte unserer selbst zu erkunden, die bewussten ebenso wie die unbewussten. Ganz allmählich und parallel zueinander begannen unsere Leben, sich zu entwirren und zu verändern. Wir standen vor der Herausforderung, uns mithilfe einer ganz neuen Wahrnehmung eine neue Herangehensweise an das Leben erschaffen zu müssen. Am Ende unserer Reise gestand uns unser Lehrer, dass wir in über 17 Jahren die ersten Schüler waren, die die Ausbildung gemeinsam begonnen und immer noch als Freunde beendet hatten – der Beweis dafür, wie stark sich Heilsteine auf unsere emotionale Gesundheit und unser Wohlbefinden auswirken. Wir waren willens und wir waren in der Lage und wir hießen die Steine als Lehrer willkommen. Wir ließen uns von diesen Werkzeugen der emotionalen Unterstützung durch alle Mühen und Freuden unserer inneren und äußeren Realität navigieren.

Bei der Arbeit mit Heilsteinen und Mineralien werden Sie feststellen, dass sie Sie zu unterschiedlichen Zeiten in Ihrem Leben unterschiedlich beeinflussen.

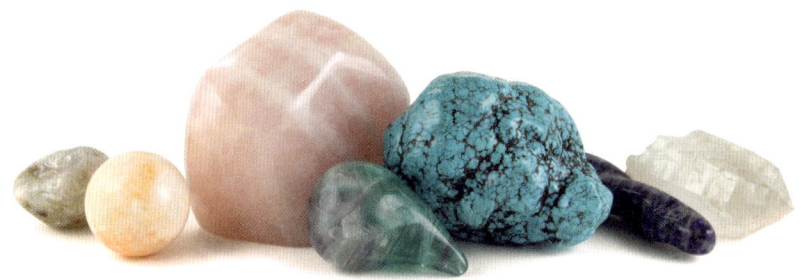

In dem Maße, in dem Sie wachsen und sich verändern, werden sich auch die Energie der Steine und Ihre Verbindung zu ihnen verändern. Wenn der Schüler bereit ist, erscheint der Lehrer, heißt es. So ging es uns auch mit unseren Lehrern, sowohl den mineralischen als auch den menschlichen. Manchmal sind wir noch nicht gleich bereit für einen bestimmten Stein, manchmal dauert es etwas, bis er auf sich aufmerksam macht. Auch bei uns finden sich Steine, mit denen wir noch nie gearbeitet haben!

Dieses Buch versteht sich als Sprungbrett, es will Sie dort abholen, wo Sie gerade sind. Bei sehr heftigen Emotionen brauchen wir manchmal Hilfe, um zu erkennen, wie es weitergehen soll. Dieses Buch soll Ihnen Balsam und Unterstützung auf Ihrer Reise sein. Vielleicht hält es auch die eine oder andere Botschaft für Sie bereit oder bestätigt, was Sie intuitiv bereits wussten. Es lädt Sie ein, Ihre emotionale Intelligenz zu kultivieren und Ihr Heilsteinwissen auch über dieses Buch hinaus auszudehnen. Jede Heilreise ist individuell und einzigartig; letztendlich geht es darum, eine lebendige Beziehung zu den Steinen aufzubauen. Eine gute emotionale Gesundheit fördert unser Selbstwertgefühl, unsere Beziehungen, unsere berufliche Laufbahn und unsere Entschlusskraft. Sie hat die Macht, unseren Umgang mit den Prüfungen des Lebens zu verändern. Sie macht uns schlicht zu besseren Menschen. Durch sie können wir unserer Gutherzigkeit Ausdruck verleihen und der Gemeinschaft etwas zurückgeben.

Bei Ihren sicherlich erlebnisreichen Streifzügen durch die Welt der Heilsteine und Mineralien wünschen wir Ihnen von Herzen das Beste. Und wir würden auf Instagram unter @gemstonestories gern hören, wie es Ihnen dabei ergangen ist.

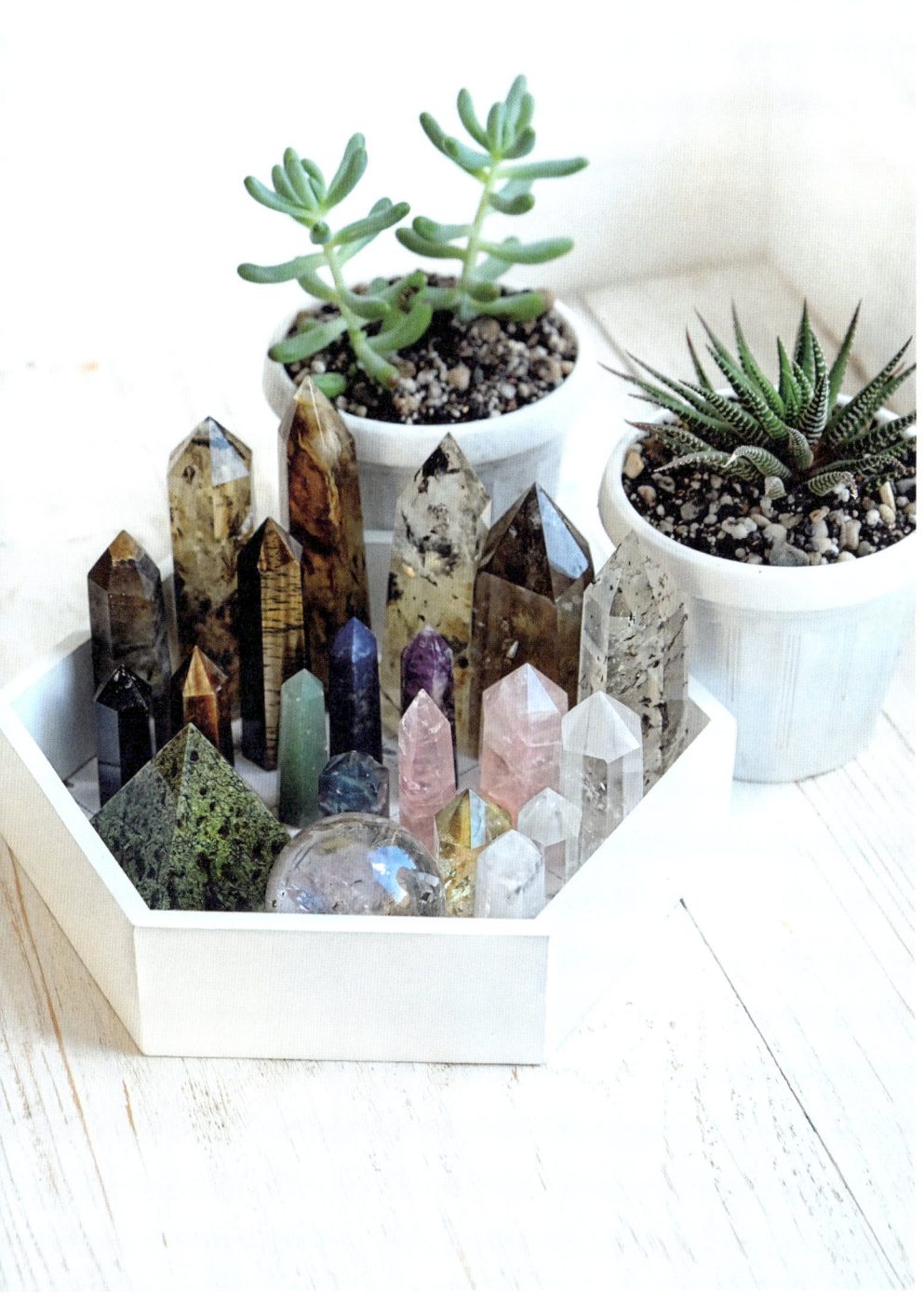

KAPITEL 1

EFFEKTIV MIT HEILSTEINEN ARBEITEN

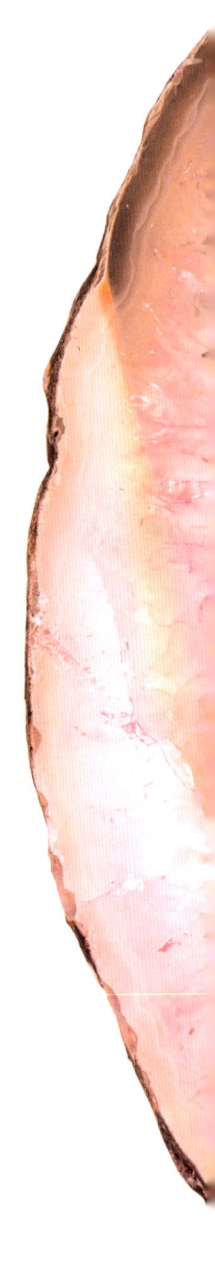

Wenn Sie sich auf die Reise des Lernens und Wachsens mit Heilsteinen begeben, werden Sie merken, dass das Heilsteinwissen beinahe unendlich ist. Wenn Sie sich lediglich oberflächlich mit den Steinen verbinden, sind die Erkenntnisse, die Sie dabei gewinnen, wahrscheinlich nützlich, aber begrenzt. Sind Sie jedoch bereit, mehr Zeit zu investieren und absichtsvoll mit den Steinen zu üben, lernen Sie die Steine wirklich, als Individuen, kennen; das gibt Ihnen die Gelegenheit zu größerem und tieferem Wachstum.

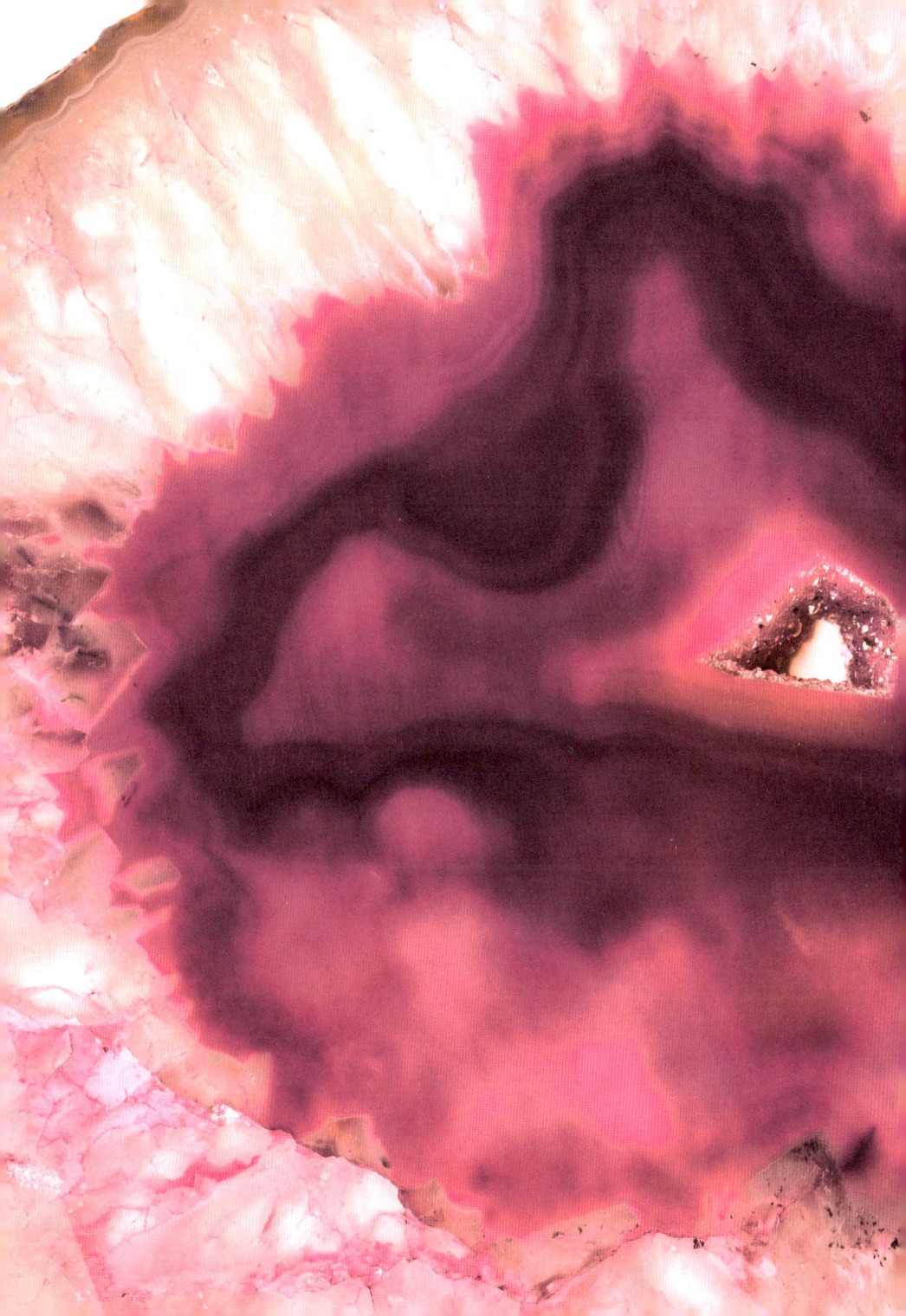

DIE MACHT DER HEILSTEINE

In vielen Kulturen rund um den Globus werden Heilsteine und Mineralien allein aufgrund ihrer Schönheit sowie deswegen geschätzt, weil sie uns immer wieder zum Staunen bringen. Da überrascht es nicht weiter, dass sie uns vollständig in ihren Bann ziehen, sobald wir beginnen, uns auch nur auf grundlegendstem Niveau mit ihnen zu beschäftigen. Heilsteine begleiten uns auf unserem Weg zu höherem Wissen über das Universum und einer tieferen Verbindung mit unserem Planeten.

Der Mensch kann auf eine lange und bereichernde Verbindung zu Heilsteinen und Mineralien zurückblicken, sie sind Teil unseres alltäglichen Lebens. Beispielsweise tragen wir sie als Schmuck, Quarze kommen im digitalen Bereich zum Einsatz und aus Saphiren werden die Bildschirme unserer Mobiltelefone hergestellt. Töpfe und Pfannen sind mit hitzebeständigem Kyanit beschichtet, unser Essen würzen wir mit Halitkristallen (Steinsalz) und in den Wänden unserer Wohnung stecken Kupfer sowie Gips. So kommen wir praktisch jeden Tag mit irgendeiner Form von Steinen und Mineralien in Kontakt, ob wir das nun wissen oder nicht.

Unser Wohlbefinden, ja unser Überleben hängt von solchen Mineralien ab; ohne sie könnten wir unseren derzeitigen Lebensstil nicht aufrechterhalten.

Darüber hinaus besitzen Heilsteine und Mineralien das Potenzial, unsere emotionalen Verbindungen, unsere Beziehungen, zu bereichern. Die Steine sind und waren schon immer unsere Lehrer.

Mittel zur Selbstfürsorge

Die Selbstfürsorge hilft uns dabei, uns in der Welt wirklich zu zeigen, und sie verhilft uns zu emotionalem Wohlbefinden. Zudem beeinflusst sie uns auch geistig und sogar körperlich. Dabei spielt der absichtsvolle und gewissenhafte Umgang mit Steinen und Mineralien als Form der Selbstheilung eine große Rolle. Was nicht bedeutet, dass wir nicht auch in Zukunft die eine oder andere schwierige Phase durchleben müssten. Doch mit etwas Übung können wir unser Bewusstsein aktivieren und uns liebevoll mit den Steinen in Einklang bringen, die uns so einen emotionalen Zufluchtsort bieten.

Dieselbe Sprache sprechen

Die Wissenschaft lehrt uns, dass jegliche Materie, auch wenn sie fest zu sein scheint, in Wirklichkeit aus Schwingungen besteht. So ist auch der menschliche Körper allzeit

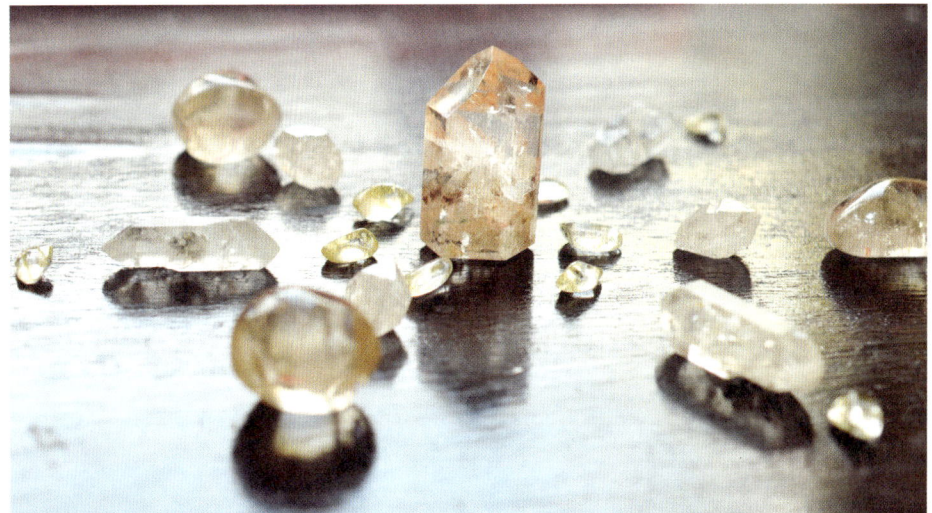

in Bewegung, ebenso wie der Heilstein auf unserem Schreibtisch. Alles scheinbar Solide schwingt die ganze Zeit über in verschiedenen Frequenzen. Das energetische Muster eines Heilsteins und das energetische Muster des menschlichen Körpers sind ein und dasselbe: diverse Wellenlängen elektromagnetischer Energie. So spricht der Mensch hinsichtlich Schwingung, Frequenz und Resonanz im Wesentlichen also dieselbe »Sprache« wie der Stein. Heilsteine und Mineralien senden spezifische Energieschwingungen aus, während der Mensch so konstruiert ist, dass er diese kristallinen Felder der Schwingungsinformation erkennen und verarbeiten kann. Emotionen sind Erfahrungen der bewussten Schwingung, die sich zunächst als Gedanken, Ideen und eben Gefühle zeigt, bevor sie vielleicht eine greifbare Form annimmt. Daher die Vorstellung, Heilsteine besäßen archetypische Eigenschaften, auf die wir uns einigen können.

Dazu ein Beispiel. Während einer turbulenten Zeit in unserer langjährigen Freundschaft haben wir als Heilsteinarbeiter uns hingesetzt und Lepidolithmuster entworfen, die uns bei Meinungsverschiedenheiten helfen sollten. Der Lepidolith erzeugt ein Gefühl der Aufmunterung und Freude. Das energetische Muster und der chemische Aufbau des Steins vermitteln uns diese spezifische Energie in Hülle und Fülle. Die Trilogie von Achtsamkeit, Absicht und Aufnahme der Energie des Steins führt zu emotionaler Selbstfürsorge. Die Heilsteine setzen uns einer starken Konzentration bestimmter in der Erde vorhandener Frequenzen aus. Viele der Mineralien in den Steinen finden sich auch in unserem Körper. Deshalb nimmt sowohl der physische als auch der energetische Körper die starken Schwingungen auf, die in der Folge auch unsere Gemütsverfassung beeinflussen. Der Lepidolith verstärkte die freudvollen Emotionen, die ohnehin schon zwischen uns existierten, und machte uns die Frequenz der Unterstützung direkt zugänglich, womit er uns in einer konfliktreichen Zeit positiv veränderte.

Sind wir in einer positiven Stimmung, ist es leicht, die Dinge gewissermaßen mit dem Herzen anzugehen. Befinden wir uns dagegen in einer schwierigen emotionalen Situation, geht quasi der Kopf mit uns durch und spielt Gedankenkarussell, das uns in einer bestimmten Frequenz oder Stimmung festhält. Dann können uns Heilsteine neu kalibrieren und uns in den Zustand des emotionalen und mentalen Wohlbefindens zurückführen. So müssen wir uns nicht kopfüber in einen energieraubenden Prozess stürzen.

Heilung in Aktion

Häufig erleben wir Heilung schlicht als Perspektivenwechsel. In der Heilsteintherapie öffnet die Schwingungsnatur des Steins die Tür zur Veränderung. Heilsteine ermöglichen uns den Zugang zu unserer Intuition, durch sie können wir sich wiederholende Muster erkennen und alte Muster ablegen. Sie bringen uns bei, wie wir bestimmte emotionale Zustände aufrechterhalten, verändern oder verstärken können. Bevor wir uns an dieses Buch setzten, arbeiteten wir über sechs Monate lang mit einem Stibniten – obwohl wir nur ein paar Tage dafür vorgesehen hatten. Doch jedes Mal, wenn wir den Stein beiseitelegten, fehlte er uns spürbar! Ohne ihn konnten wir weder unsere beruflichen noch unsere privaten Projekte zu Ende bringen. Wir waren einfach noch nicht fertig mit ihm.

Der Stibnit ist der Stein der Manifestation. Mit ihm gaben wir gewissermaßen eine vage Vorstellung in einen Topf und ließen sie so lange köcheln, bis sie sich in den Traum verwandelt hatte, den wir dann in die Tat umsetzten. Nahmen wir den Topf vom Herd, bevor der Traum »gar« war, ging alles schief! Blicken wir auf die über zwölf Jahre zurück, die uns der Stein nun schon begleitet, erkennen wir, dass er die ganze Zeit über so mit uns gearbeitet hat. Der Stibnit holte uns immer dort ab, wo wir im Leben und mit unseren Übungen waren. Er schob uns sachte voran, wann immer wir den Mut hatten, einen neuen Traum in den Topf zu geben. Wenn wir es wollen, wenn wir uns seinen Schwingungen und seinem inhärenten Muster öffnen, nimmt uns der Heilstein entschlossen an der energetischen Hand. Die Arbeit mit ihm kann uns zur besseren Version unserer selbst machen.

Heilsteinkombinationen

Wir empfehlen, zunächst einzeln mit den Steinen zu arbeiten, um sie hinsichtlich ihrer Schwingung genau kennenzulernen. Danach können auch wirkmächtige Steinkombinationen in die Arbeit eingebaut werden.

Bei der Arbeit mit dem Mondstein machten wir ganz ähnliche Erfahrungen, er verhalf uns zu wunderbaren Ideen. Eines Abends wollte eine von uns den Rosenquarz zur Übung des bewussten Träumens (siehe S. 28f.) mit dazunehmen. Am nächsten Morgen stellten wir, als wir miteinander telefonierten, fest, dass wir uns beide viel zu kopflastig fühlten.

Wir stellten sicher, dass wir beide den Rosenquarz benutzten. Und nachdem wir dann für den Rest der Woche beide absichtsvoll mit ihm in Resonanz getreten waren, klärten sich auch unser beider Gedanken und wir vertrauten wieder auf die Energie in unserem Herzen. Wir konnten unsere Ideen, die sich im Laufe der Woche angesammelt hatten, jeden Tag mehr in die Tat umsetzen. Der Rosenquarz hatte eine ergänzende Wirkung auf den emotionalen Körper und verwurzelte uns wieder fest in unserem Herzen.

Durch beständiges und achtsames Üben mit den Heilsteinen können wir uns immer besser mit unseren gewünschten emotionalen Frequenzen verbinden. Das wird uns mit der Zeit immer leichterfallen und uns dabei helfen, aktuelle Gefühlslagen länger aufrechtzuerhalten. Dann wollen wir vielleicht auch die Synergie von Steinkombinationen nutzen, um die Erfahrung zu intensivieren.

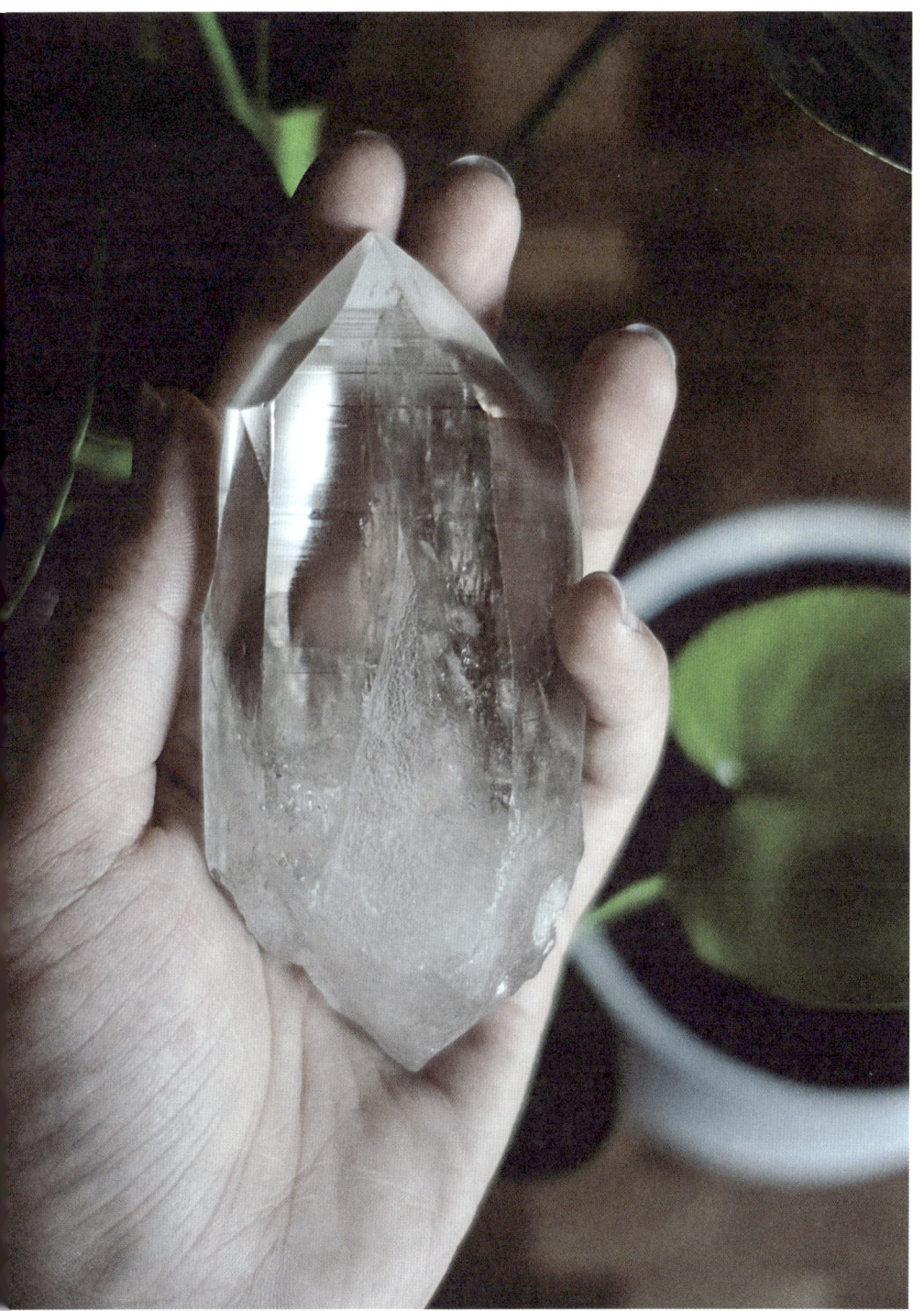

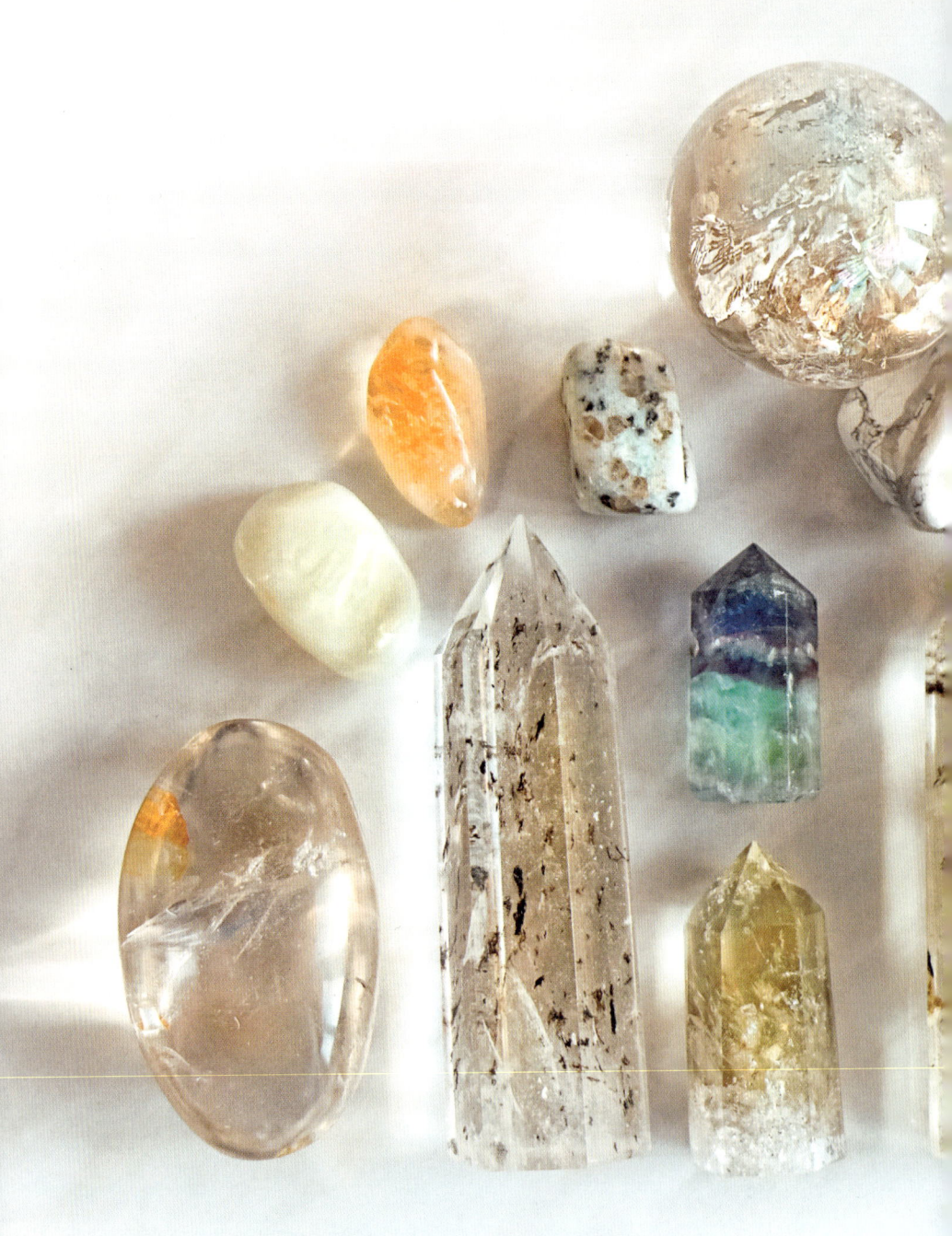

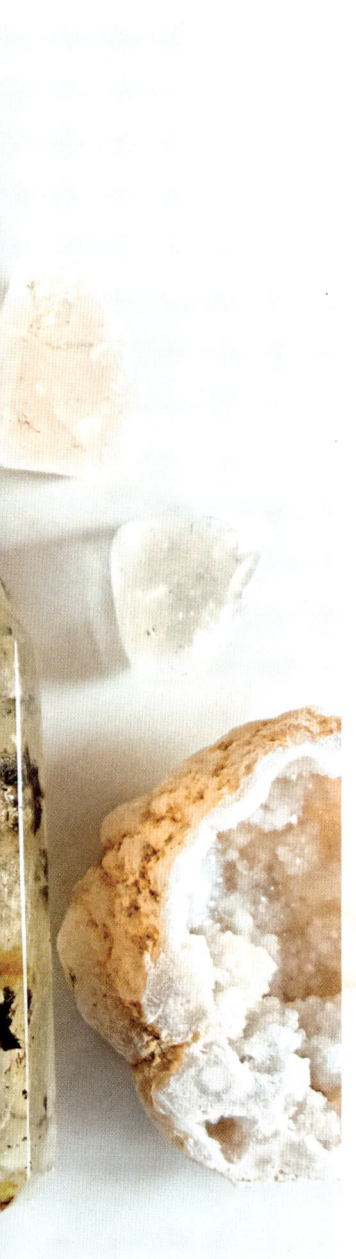

DIE ÜBUNGSPRAXIS

Das Heilen mit Steinen kann subtil oder tiefgründig sein, Ergebnisse können sich rasch einstellen oder es kann mehrere Sitzungen erfordern, bis uns klar wird, wie der Stein mit uns arbeitet oder in Resonanz geht. Die Informationen erschließen sich uns auf verschiedene Art und Weise, und das, wie gesagt, nicht immer sofort.

Häufig gehen aus einer bewussten Begegnung mit einem Stein nicht so viele Informationen hervor. Es ist eher wie beim Sport: Erst die Wiederholung der Übungen führt zu profunden Veränderungen. Diese sind manchmal so fein, dass wir sie nicht wahrnehmen können, wenn wir nicht entspannt genug sind oder einfach noch nicht für sie bereit. Mitunter taucht vielleicht auch blitzartig ein Bild vor unserem inneren Auge auf, doch wissen wir nicht, wie es im gegebenen Moment relevant sein könnte.

Die wahren Juwelen offenbaren sich erst, wenn wir beständig üben. Das muss nicht unbedingt eine ausgedehnte Meditation pro Tag sein – auch die innere Verpflichtung, sich jeden Tag ein wenig mit dem Stein zu beschäftigen, sich im Laufe des Tages immer wieder mit ihm zu verbinden, führt letztlich dazu, dass eine vertraute Beziehung zwischen uns und dem jeweiligen Stein entsteht.

Im nächsten Kapitel haben wir einige Übungen für Sie zusammengestellt, die Ihnen die regelmäßige Arbeit mit den Steinen erleichtern sollen.

KAPITEL 2

PRAKTISCHE ÜBUNGEN, UM SICH MIT DEN STEINEN ZU VERBINDEN

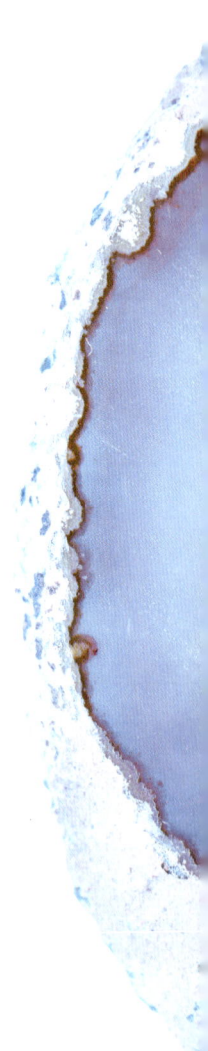

Die folgenden achtsamen Übungen sollen Ihre Freude am Verbinden mit den Steinen steigern und es Ihnen erleichtern, sie in Ihren Alltag zu integrieren. Darüber hinaus führen die Übungen zu einem tieferen Verständnis der Energie jedes einzelnen Heilsteins; durch sie erfahren Sie, wie Sie mit den Steinen arbeiten können, damit sie Sie in Ihren Stimmungen, Ihren persönlichen Zielen, Ihren Projekten und Ihren Träumen unterstützen. Und nicht zuletzt fördern die Übungen Ihre allgemeine Selbstfürsorge.

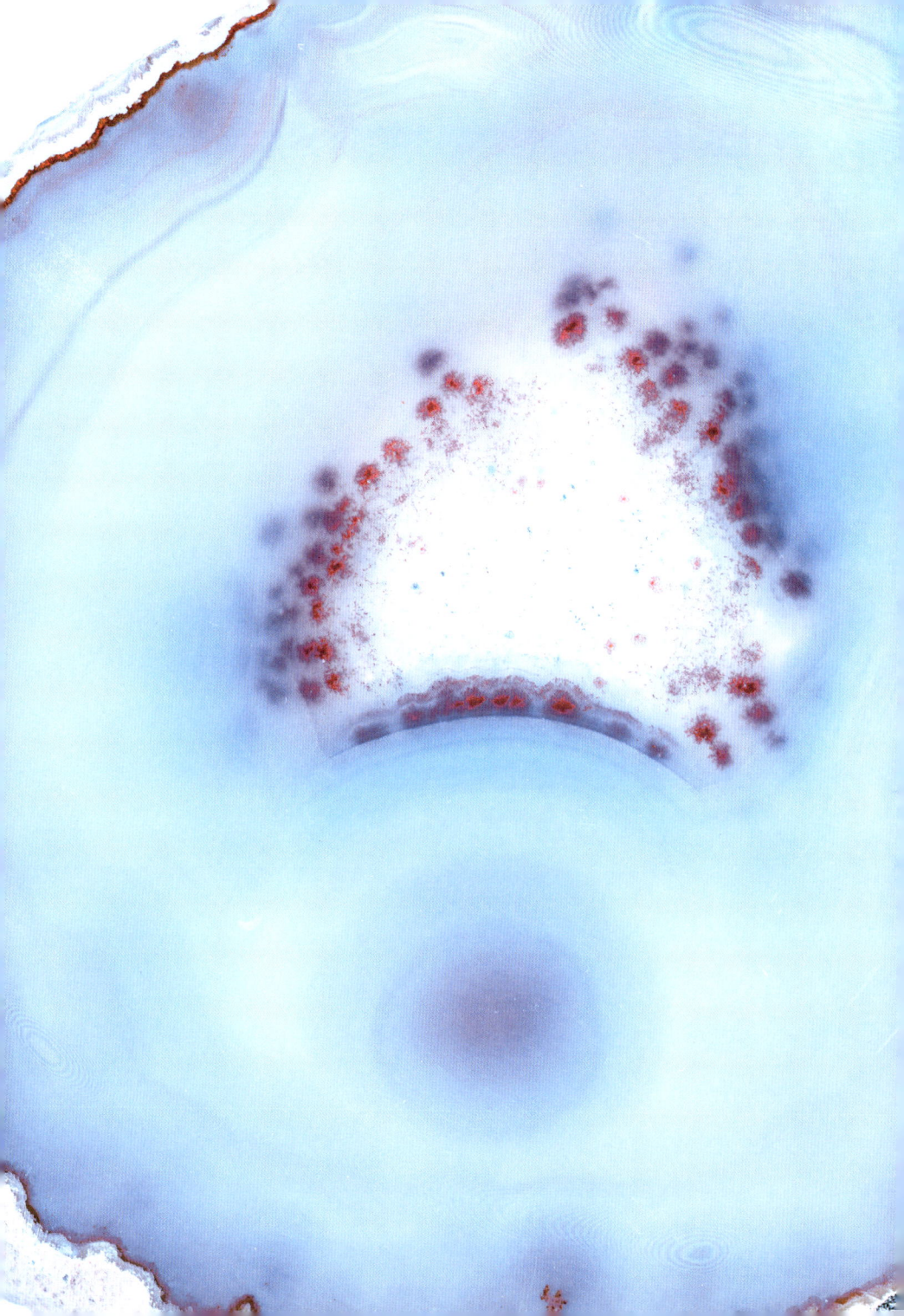

Einen Stein auswählen

Nun, da Sie wissen, wie man effektiv mit Heilsteinen arbeiten kann, ist es an der Zeit, den Stein, mit dem Sie arbeiten wollen, näher zu erkunden.

Manchmal steht außer Frage, in welcher Gemütsverfassung genau wir uns befinden, und so wissen wir auch sofort, welcher Emotion wir uns widmen wollen; dann fühlen wir uns auch instinktiv von einem bestimmten Heilstein angezogen. Dennoch erfordert das Kultivieren der emotionalen Intelligenz Übung und Gewahrsein, und so brauchen wir manchmal etwas Orientierung, bevor wir mit der Arbeit beginnen. Wenn Sie Hilfe beim Identifizieren Ihrer derzeitigen Stimmung oder Ihrer gewünschten Gefühlslage benötigen, empfehlen wir Ihnen den Fragebogen am Ende dieses Buchs (siehe S. 124f.).

Bei jedem Heilsteineintrag finden Sie eine Übung, die Sie vielleicht ausprobieren möchten, doch können Sie natürlich auch frei mit den Steinen experimentieren. Idealerweise fügen sich die Übungen nahtlos in Ihren Alltag ein; nutzen Sie sie als Mittel, mit dem Sie sich im Laufe des Tages immer wieder erden, beleben und neu mit den Steinen verbinden können. Machen Sie die Übungen zum Bestandteil Ihrer Selbstfürsorge – auf diese Weise können auch die Beziehungen in allen Bereichen Ihres Lebens vom Heilen mit den Steinen profitieren.

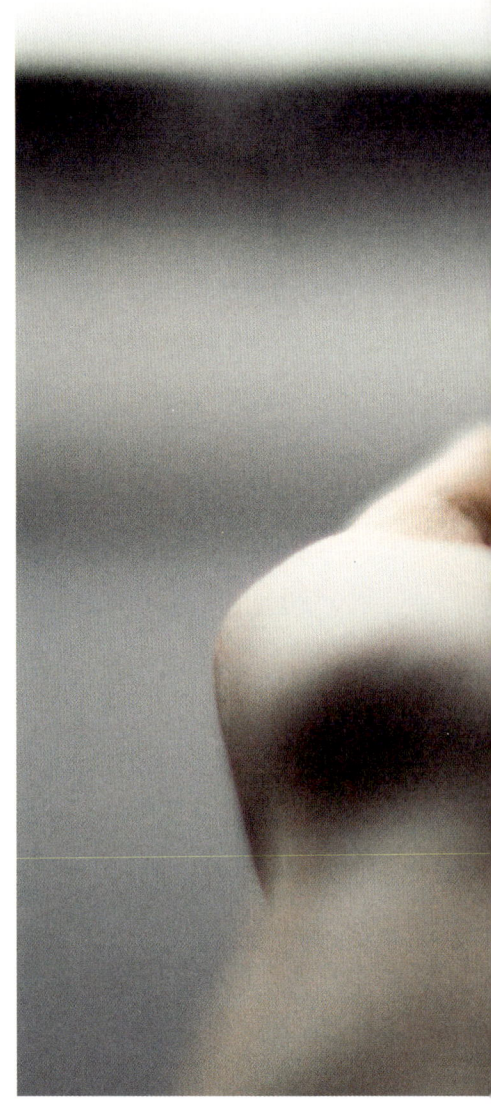

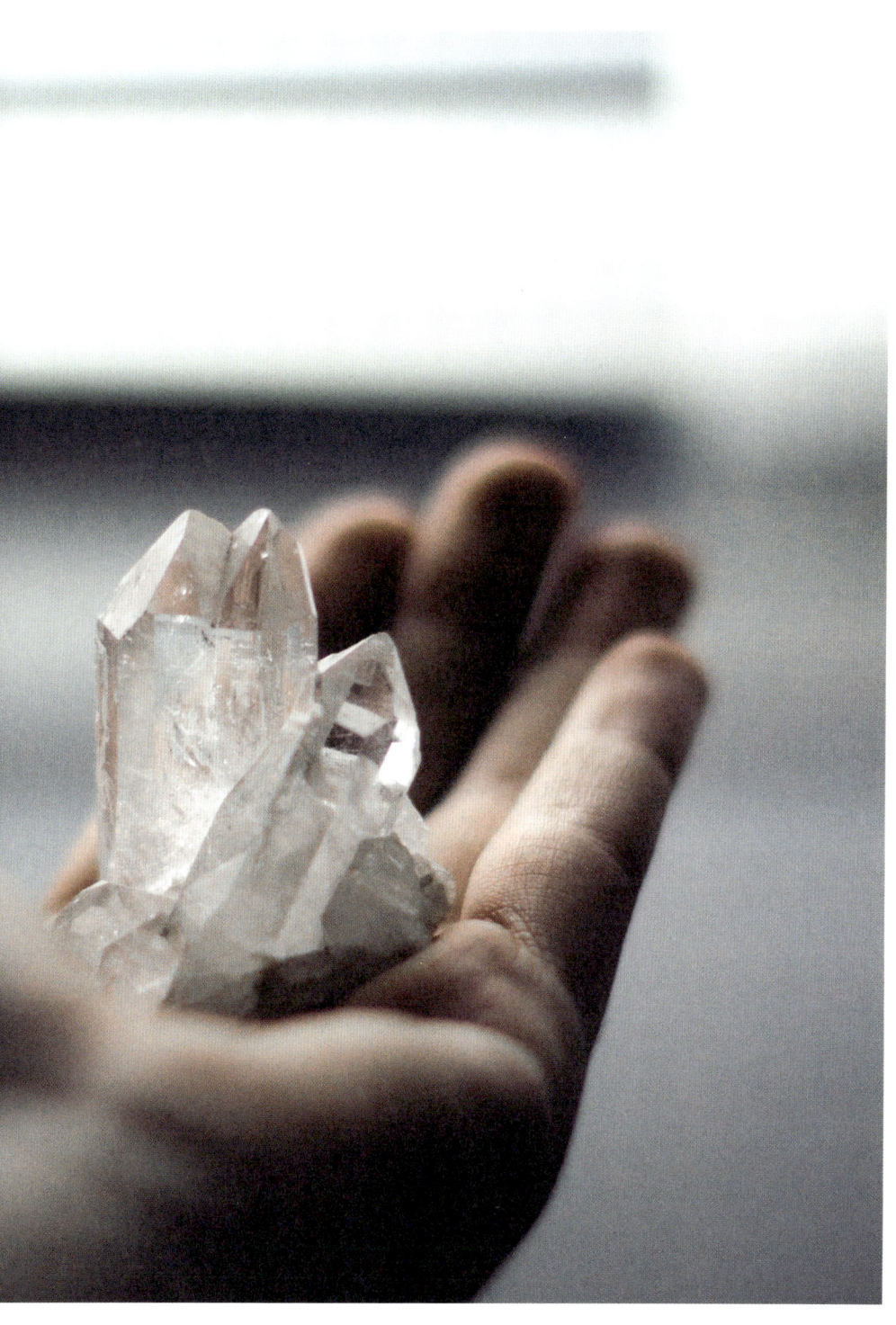

CORE-MEDITATIONS-ÜBUNG

Zweck der Core-Meditation (von englisch »core« = Kern, Innerstes) ist es, darin einen inneren Zufluchtsort für Körper, Geist und Seele zu finden, um sich völlig entspannen zu können. Nur so können wir uns öffnen und die Frequenzen des Steins empfangen. In dieser Meditation verbinden wir uns mit dem Element Wasser, das uns bei der emotionalen und intuitiven Erkundung unterstützt.

Da Wasser für das Leben unabdingbar ist, hat es die Macht, Menschen und Gemeinschaften zusammenzubringen. In emotionaler Hinsicht besitzt Wasser reinigende Eigenschaften: Es klärt und erfrischt Körper sowie Geist.

Sie können die Core-Meditation nach der Anleitung auf der gegenüberliegenden Seite entweder selbst durchführen oder sich von einer geführten Core-Meditation (siehe folgende Doppelseite) leiten lassen. Dafür lesen Sie sie entweder laut vor und zeichnen sich dabei auf oder Sie bitten jemanden, dies für Sie zu tun. Eine aufgezeichnete Version finden Sie auch auf unserer Website unter www.gemstonestories.com.

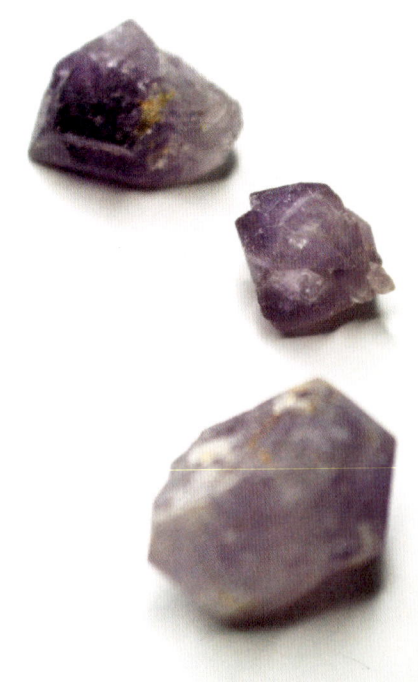

Die Übung

1. Bereiten Sie Ihren Übungsort vor: Zünden Sie eine Kerze an, benutzen Sie ein Aromatherapieöl oder führen Sie ein reinigendes Räucherbad durch. Dieses Ritual soll Ihnen dabei helfen, sich an einen inneren, geschützten Ort zu begeben. Lassen Sie Ihre To-do-Liste einen Moment außen vor, damit Sie sich in dieser Zeit ausschließlich auf Ihre Absicht konzentrieren können, sich zu entspannen, einfach dazusitzen und sich mit Ihrem Stein zu verbinden.

2. Nehmen Sie den Stein in die Hand und legen Sie die Hand auf Ihr Herz. Atmen Sie einige Male tief ein und aus und fassen Sie dabei den Entschluss, sich zu öffnen und die Botschaften des Steins zu empfangen. Sie können sich entweder mit einer bestimmten emotionalen Absicht verbinden oder sich dem, was auch immer kommen mag, öffnen.

3. Zu Beginn der Meditation atmen Sie wieder einige Male tief ein und aus und schließen die Augen. Stellen Sie sich eine Landschaft neben einem Gewässer vor. Verbinden Sie sich physisch mit dem Wasser. Tauchen Sie vor Ihrem geistigen Auge in das Wasser ein: zuerst mit den Füßen und dann über alle Energiezentren bis hinauf zum Halsbereich. Atmen Sie und lassen Sie los.

4. Wenn Sie bereit dafür sind, stellen Sie sich vollständig und sicher von dem sanften Wasser umgeben vor, bis ganz hinauf zu Ihrem Scheitel. Stellen Sie sich diesen Augenblick der Reinigung als Zugang zu tiefster Ruhe vor. Spüren Sie dann, wie der natürliche Auftrieb Ihres Körpers Sie zur Wasseroberfläche zurückbringt, sanft umspült das Wasser Sie auf Herzhöhe. Stellen Sie sich vor, wie dadurch das aufmerkame Hören auf Ihr Herz aktiviert wird.

5. Streicheln Sie den Stein in Ihrer Hand, um Gewahrsein und Verbindung zu signalisieren. Spüren Sie durch Ihren Atem, wie die Essenz des Steins sanft Ihr Wesen durchdringt. Bleiben Sie hier, solange Sie mögen.

6. Sind Sie dazu bereit, stellen Sie sich vor, wie Sie mit dem Stein in der Hand aus dem Wasser schreiten. In Ihrem Herzen verspüren Sie Dankbarkeit für die gemeinsame Zeit. Atmen Sie mehrmals tief ein und hörbar in alle Richtungen aus. Wenn Sie bereit sind, die Übung zu beenden, öffnen Sie Ihre Augen und kommen wieder an Ihrem Übungsort an.

Das Erlebte in einem Tagebuch festhalten

- Wie fühlen Sie sich in diesem Moment?
- Konnten Sie ein Pulsieren des Steins in einem bestimmten Bereichs Ihres Körpers spüren?
- Fühlten Sie sich nach der Übung anders als vorher?
- Welche Gedanken, Gefühle, Empfindungen kamen?

Notieren Sie alles, auch wenn es unsinnig oder irrelevant erscheint. Es wird im Laufe Ihrer Beziehung zu dem Stein einen Sinn ergeben.

Geführte Core-Meditation

Legen Sie sich hin oder begeben Sie sich in eine bequeme Sitzposition. Nehmen Sie den Stein, mit dem Sie arbeiten möchten, in die Hand. Atmen Sie einige Male tief durch die Nase ein und durch den Körper aus. Gestatten Sie es Ihrem Atem, Sie ganz auszufüllen. Beim nächsten Ausatmen entspannen Sie Kiefer und Mund und schließen die Augen.

Stellen Sie sich nun an einem Gewässer vor: am Meer, an einem See, an einem Fluss, an einem Bach – an irgendeinem Gewässer, das Sie anspricht. Während Sie zum Rand des Wassers hinübergehen, nehmen Sie Ihre Umgebung in sich auf. Scheint die Sonne? Gibt es Bäume und Blumen? Können Sie andere Menschen hören oder sehen? Gibt es Tiere? Während Sie sich Ihrer Umgebung gewahr werden, gehen Sie einen Schritt ins Wasser hinein. Ihre Füße sind nun von Erde und Wasser bedeckt. Lassen Sie sich in das Gefühl, von Wasser und Erde getragen zu sein, fallen. Während Sie sich in diese Verbindung hineinspüren, stellen Sie sich zwei Bänder vor, die von Ihren Fußsohlen tief in die Erde reichen. Spüren Sie, wie geerdet und stabil Sie sind. Sind Sie dazu bereit, treten Sie noch einen Schritt tiefer in das Wasser. Wie fühlt sich das kühle Wasser an Ihren Waden und Knien an? Atmen Sie ein und aus und spüren Sie erneut die stetige Energie, die Wasser und Erde gemeinsam in Harmonie erzeugen. Atmen Sie nun ein. Nehmen Sie die Energie und die Verbindung zur Erde durch Ihre Füße auf. Machen Sie anschließend einen weiteren Schritt nach vorn.

Nun verbinden sich auch Unterleib und Hüften mit dem Wasser. Ihr Körper wird leichter. Sie spüren, wie das Wasser Ihren Körper durchströmt. Die Erde erdet Ihre Energie, während das Wasser Sie durchströmt. Atmen Sie diese Energie in Ihren Körper ein. Beim nächsten Atemzug gehen Sie noch tiefer ins Wasser. Es bedeckt nun Ihren Bauch. In dieser Region unseres Körpers verdauen wir das Leben. Lassen Sie das Wasser den Verdauungsprozess abkühlen. Geben Sie sich ganz der Vorstellung hin, dass

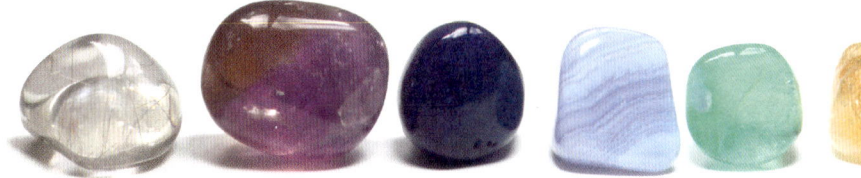

das Wasser Sie kühlt und beruhigt. Atmen Sie tief ein und aus.

Beim nächsten Schritt füllt das Wasser Ihr Herz und Ihre Brust mit der sanften Energie der Liebe. Lassen Sie diese Liebe Ihr Herz füllen und weiten. Während Sie noch tiefer ins Wasser gehen, bereiten Sie sich darauf vor, mit Hals und Kopf unterzutauchen. Mit einem tiefen Atemzug lassen Sie los und tauchen in die Weite, die das Leben ist, ein. Das Wasser trägt Sie, während Sie immer tiefer in diese Energie hineinsinken. Dies ist ein guter Zeitpunkt dafür, alles, was Ihnen nicht mehr dienlich ist, loszulassen.

Während Sie nun ganz im Wasser sind, gehen Sie gedanklich Ihren Körper durch. Sie beginnen bei den Füßen und spüren nach, ob es Bereiche in Ihrem Körper gibt, die mehr Aufmerksamkeit und Fürsorge benötigen. Ist dies der Fall, können Sie nun die Erde um die Energie bitten, diese Bereiche mit Licht zu füllen. Verbinden Sie sich noch stärker mit Ihrem Körper. Danken Sie ihm dafür, dass er Ihr Zuhause ist.

Spüren Sie dann, wie der natürliche Auftrieb Ihres Körpers Sie an die Wasseroberfläche zurückbringt. Es umspült Sie nun sanft auf Herzhöhe. Spüren Sie, wie die Zeit im Wasser Tabula rasa gemacht und Ihr Herz vollständig geöffnet hat.

Streicheln Sie den Stein in Ihrer Hand, um Gewahrsein und Verbindung zu signalisieren. Atmen Sie in den Stein und lauschen Sie einige Augenblicke aus tiefstem Herzen. Spüren Sie, wie die Essenz des Steins sanft Ihr Wesen durchdringt; seine Energien sprechen mit Ihnen wie ein geliebter Freund. Wenn Sie bereit sind, schwimmen Sie zurück zu Ufer und Land.

Nehmen Sie sich Zeit, setzen Sie einen Fuß vor den anderen, verbinden Sie sich mit Ihrem Atem und den Füßen, die nun wieder fest auf der Erde stehen. Atmen Sie dreimal durch die Nase ein und hörbar über Ihre Füße aus. Bewegen Sie langsam Finger und Zehen. Öffnen Sie dann nicht minder langsam die Augen und kehren Sie an Ihren geschützten Ort zurück.

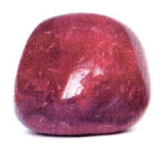
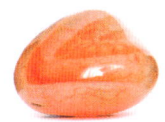
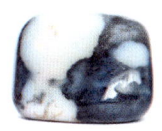
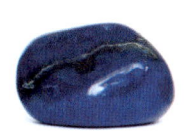
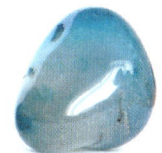

BERÜHRUNGS-ÜBUNG

Ziel dieser Übung ist es, Sie im Laufe des Tages immer wieder mit Ihrem Stein in Kontakt zu bringen, um die Verbindung mit ihm zu vertiefen und die emotionale Frequenz, die Sie erreichen möchten, zu fördern – ganz nach der alten Vorstellung, sich hin und wieder auch einmal Zeit für die schönen Dinge im Leben zu nehmen. Also: Halten Sie inne, berühren Sie Ihren Stein und bringen Sie sich in Einklang mit seinen Energien!

Die Übung

Sie können diese Übung im Sitzen durchführen, beim Stehen in einer Warteschlange, während Sie arbeiten oder einfach jedes Mal, wenn Sie einen Augenblick Zeit haben. Halten Sie den Stein in der Hand; idealerweise haben Sie dabei die Möglichkeit, die Hand zu Ihrem Herzen zu führen. Atmen Sie tief ein und aus. Verbinden Sie sich mit dem Stein, bekommen Sie ein Gespür für seine Energie. Machen Sie sich noch einmal bewusst, dass diese absichtsvolle Verbindung mit Ihrem Stein Ihren derzeitigen emotionalen Zustand verstärken, aufrechterhalten oder verändern soll. Dadurch dass Sie sich mit der Energie, die der Stein zu bieten hat, verbinden, wird diese Energie noch wirkmächtiger.

Alternativübung

Legen Sie sich bequem hin und verbinden Sie sich mit Ihrer Mitte. Legen Sie den Stein und Ihre Hände auf den Bauch. Spüren Sie dem Ein- und Ausströmen Ihres Atems nach. Beobachten Sie, wie sich Hände und Stein mit jedem Einströmen des Atems heben und in den Raum ausdehnen und mit jedem Ausströmen des Atems wieder senken.

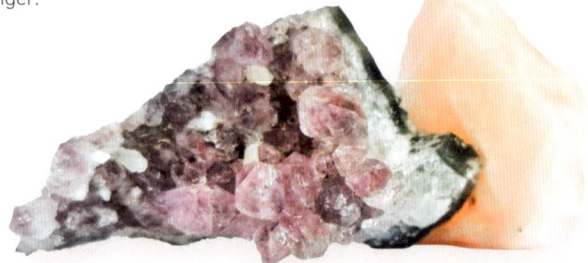

BEWEGUNGS-MEDITATION

Bewegung erzeugt von Natur aus eine energetisierende Öffnung von Geist, Körper und Seele. Sie gibt uns Gelegenheit, uns kinästhetisch mit einem Stein zu verbinden und eine andere Art der Wahrnehmung zu aktivieren, die im gegenwärtigen Augenblick wurzelt.

Die Übung

Nehmen Sie einen Stein an einen Ort – möglichst in der Natur – mit, an dem Sie barfuß sein und die Erde unter Ihren Füßen fühlen können. Wenn Sie sich barfuß nicht wohlfühlen, ist das auch in Ordnung. Nehmen Sie Kontakt zu Ihrer Umgebung auf: Atmen Sie in Ihr Herz, halten Sie den Stein am Herzen.

Ganz allmählich stellt sich dabei eine tiefere Verbindung zur Erde ein. Ist sie stabil, machen Sie einen Schritt nach vorn. Geben Sie Ihrem Fuß den Raum, sich langsam zu bewegen und die Erde anschließend fest zu berühren. Halten Sie vor dem nächsten Schritt einen Augenblick inne. Spüren Sie, wie sich Ihre Füße achtsam bewegen. Bei der Übung geht es um Entschleunigung sowie um die Verbindung mit Herz, Stein und Erde.

Beim Vorwärtsschreiten atmen Sie über den Stein ein und über die Füße wieder aus. Vielleicht möchten Sie mit ihm sprechen und ihm eine Frage stellen, etwa: »Ich fühle mich ... Wie kannst du mir dabei helfen, mich ... zu fühlen?« Kehren Sie dabei immer wieder zum Atem und zum Gefühl der Erde unter Ihren Füßen zurück. Lassen Sie Botschaften ganz natürlich kommen.

Alternativübung

Diese Übung lässt sich am besten im Stehen durchführen. Wählen Sie einen Stein, mit dem Sie gern spielen würden, und halten Sie ihn nah an Ihrem Herzen. Atmen Sie einige Male langsam und tief in Ihr Herz ein und aus. Das Atmen ins Herz erzeugt einen Energieschaltkreis, der Sie mit Ihrem Stein verbindet.

Fühlen Sie sich mit dem Stein Ihrer Wahl verbunden, lassen Sie Ihren Lieblingssong laufen. Bewegen Sie nun Ihren Körper langsam von einer Seite zur anderen. Gestatten Sie es der Energie des Steins, sich mit Ihnen zu bewegen. Tanzen Sie mit ihm wie mit einem Tanzpartner; lassen Sie es zu, dass sich die Bewegung im Einklang mit der Verbindung zu Ihrem Stein ganz organisch entfaltet und verändert. Bei dieser Übung geht es darum, im eigenen Körper anzukommen, sich dort wohlzufühlen und präsent zu sein.

BEWUSSTES TRÄUMEN MIT DEM HEILSTEIN

Ziel dieser Übung ist es, mit dem Sammeln von Pflanzen die unterstützenden sensorischen und medizinischen Eigenschaften zu aktivieren, die Sie mit der Zeit des Träumens verbinden. Genießen Sie es, Ihr magisches »Traumtäschchen« mit Ihrem Stein sowie Pflanzen und Kräutern oder anderen Düften Ihrer Wahl zu füllen.

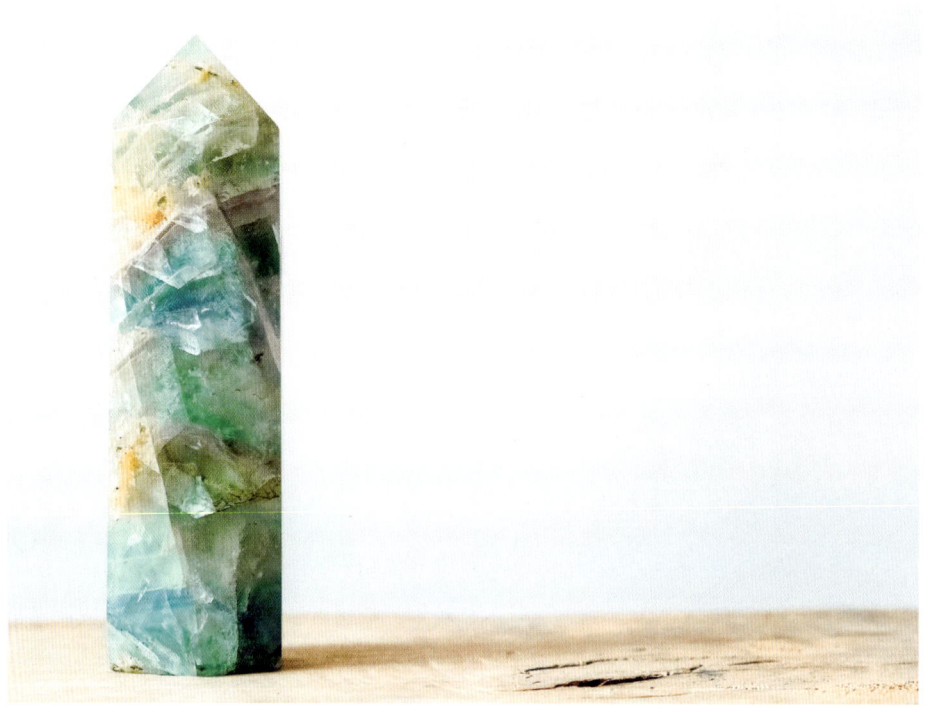

Das brauchen Sie

- Heilstein, mit dem Sie arbeiten möchten
- Beutelchen zum Zuziehen aus Organza oder Musselin
- Frische Kräuter, Blütenblätter, Teebeutel oder gemischte lose Teeblätter

Die Übung

1. Verbinden Sie sich vor dem Schlafengehen mit dem Stein Ihrer Wahl. Halten Sie ihn in Ihrer empfangenden Hand. Atmen Sie einige Male tief ein und aus. Fragen Sie den Stein, wie er sich im Traum mit Ihnen verbinden möchte, oder laden Sie ihn ein, sich über eine bestimmte Emotion mit Ihnen zu verbinden.

2. Geben Sie den Stein in den Beutel mit den Kräutern, den Blütenblättern oder dem Tee und genießen Sie die Schönheit dessen, was Sie so absichtsvoll erschaffen haben.

3. Legen Sie den Beutel unter Ihr Kopfkissen oder in den Kopfkissenbezug. Während Sie sich zum Schlafen niederlegen, stellen Sie sich bildlich vor, wie Sie die Energie des Steins in Ihren Hinterkopf einatmen. Stellen Sie sich vor, wie diese Energie Ihren Nacken und Ihre Schultern hinabströmt und sich in Ihr Herz hinein ergießt.

4. Atmen Sie weiter bewusst in Ihr Heilstein-»Traumtäschchen«, während Sie in eine tiefe Entspannung und Erholung sinken.

5. Beim Aufwachen am nächsten Morgen nehmen Sie sich einige Augenblicke Zeit, um sich ganz bewusst noch einmal mit Ihrem Heilstein-»Traumtäschchen« zu verbinden und achtsam ein- und auszuatmen. Stellen Sie sich vor, wie die Energie des Steins in Ihren Kopf hineinströmt und sich langsam nach unten bewegt, um Ihr Herz zu begrüßen. Laden Sie jegliche Erkenntnisse, die Sie in Ihrer Traumzeit mit dem Stein hatten, ein, an die Oberfläche zu treten. Erscheint nichts, danken Sie einfach dem Stein dafür, dass er mit Ihnen gearbeitet hat.

6. Holen Sie den Beutel unter dem Kopfkissen hervor. Vielleicht möchten Sie sich nun den Tag, den Sie sich wünschen, vorstellen. Halten Sie den Beutel dabei in der Hand und atmen Sie den Stein in Ihren ganzen Körper. Stellen Sie sich die Gefühlslage vor, in der Sie sich an diesem Tag gern befinden würden, und setzen Sie diese Energie aus Ihrem Herzen frei. Stellen Sie sich vor, wie sie Ihren Tag durchströmt, die Orte berührt, an die Sie gehen, Ihre Handlungen, das, was Sie beschäftigen wird. Tun Sie dies einige Atemzüge lang, bevor Sie die Übung beenden.

TAGEBUCH-ÜBUNG

Das Tagebuchführen ist eine gute Möglichkeit, die Beziehung zu unserem Heilsteinlehrer im Laufe der Zeit immer besser zu verstehen. Wenn wir die Meilensteine auf dem Weg zur Selbstfürsorge und emotionalen Entwicklung passiert haben, sind wir fähig, die größeren Einflussmuster der Steine auf uns zu erkennen.

Die Übung

Laden Sie Ihren Stein zu Tee oder Kaffee mit Ihnen ein. Auf diese einfache Weise schaffen Sie eine bewusste Beziehung zu Ihrem Stein und verknüpfen ihn mit einer Alltagstätigkeit. Eine Tasse Kaffee oder Tee am Morgen ist eine wunderbare Möglichkeit, sich eine kurze Auszeit zu nehmen und ein wenig nachzudenken.

Sehen Sie diese gemeinsame Zeit als Möglichkeit, den Stein willkommen zu heißen oder einander zu »beschnuppern«. Beginnen Sie, einen Brief an den Stein in Ihr Tagebuch zu schreiben. Fragen Sie ihn, was immer Sie ihn fragen möchten. Erzählen Sie ihm davon, was Sie über ihn wissen oder wie sich Ihre Beziehung zu ihm bisher gestaltet. Beenden und unterschreiben Sie den Brief dann.

Schreiben Sie anschließend einen Brief an sich selbst aus der Perspektive des Steins. Wie beim Nippen an Ihrem Getränk nehmen Sie die Antworten auf die gestellten Fragen, die kommen wollen, Schlückchen für Schlückchen auf. Versuchen Sie nicht, etwas zu manipulieren, überanalysieren Sie nicht. Vertrauen Sie darauf, dass das, was durch Ihren Stift aufs Papier fließt, das ist, was der Stein vermitteln möchte. Wie bei jeder anderen Beziehung, die Sie vertiefen möchten, sollte auch diese wechselseitig sein – genießen Sie diese Art, einander kennenzulernen.

Sie können nach jeder Übung in Ihrem Tagebuch festhalten, was sich gezeigt hat, oder Sie schreiben über Ihre Beziehung zu jedem Stein und über die Emotionen, mit denen Sie arbeiten. Halten Sie fest, was sich am Erlebten relevant für Sie anfühlt. Grenzen Sie sich dabei nicht selbst ein. Die Aufzeichnungen zeigen Ihnen mit der Zeit entstehende Muster in Ihrer Beziehung zu jedem einzelnen Stein.

ÜBUNG »KLANG UND STEIN«

Mit dieser Übung können Sie Ihren Körper und Ihr Energiefeld in einem wohltuenden Klangbad baden und so die Stimmung »anrufen«, mit der Sie sich in Einklang bringen möchten. Dabei nutzen Sie das Tönen als Mittel, um sich mit dem gewünschten emotionalen Zustand zu verbinden. Unter Tönen versteht man das Hervorbringen organisch sich ergebender, langgezogener Töne mit der eigenen Stimme.

Die Übung

Schließen Sie die Augen und nehmen Sie eine bequeme Position ein – sitzend, stehend oder liegend. Nehmen Sie Ihren Stein in die Hand und beschwören Sie den emotionalen Zustand herauf, den Sie mithilfe des Steins erlangen möchten. Konzentrieren Sie sich auf diese Absicht. Wenn Sie bereit sind, atmen Sie tief ein und anschließend auf einen Ton aus, den Sie mit der gewünschten Stimmung verbinden. Wiederholen Sie dies mehrere Atemzüge lang – so lange, bis Sie das Gefühl haben, »fertig« zu sein. Wie fühlen Sie sich jetzt? Wenn Ihnen der Klang der eigenen Stimme unangenehm ist, können Sie bei dieser Übung auch etwas lautere Musik laufen lassen. So fühlen Sie sich vielleicht weniger gehemmt und können besser loslassen.

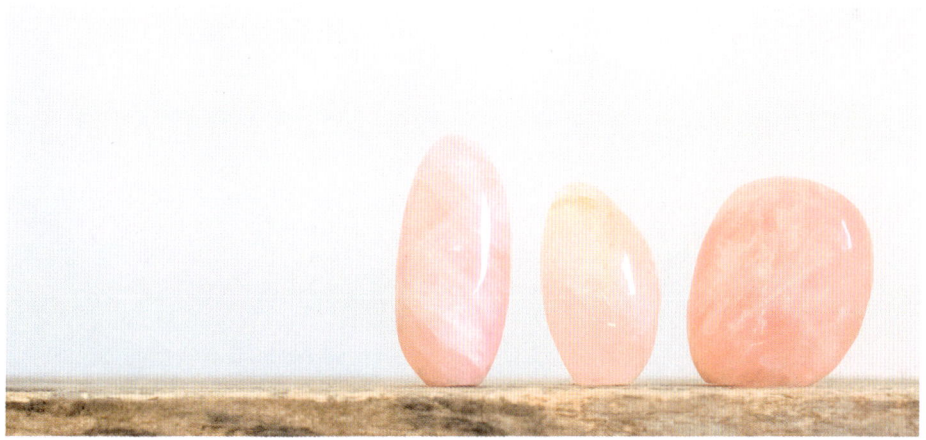

KAPITEL 3

HEILSTEINE FÜR PHYSISCHERE EMOTIONEN

Die Emotionen in diesem Kapitel sind mit physischeren Aspekten unserer selbst verknüpft. Beschrieben werden 14 verschiedene emotionale Zustände, die wir alle von Zeit zu Zeit durchleben; zudem wird jeweils ein praktisches Ritual zur Einbeziehung der Steine vorgeschlagen.

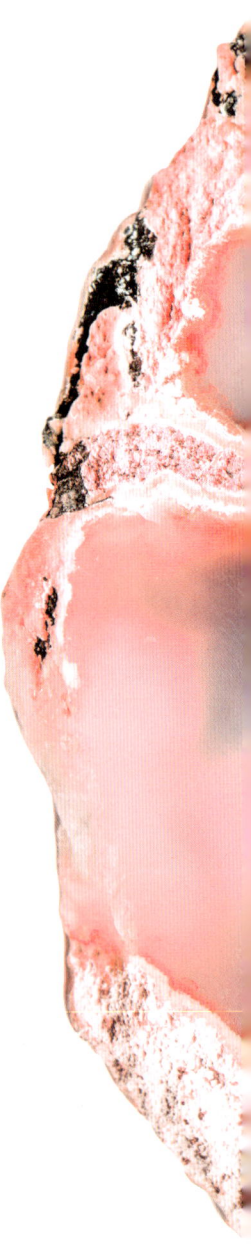

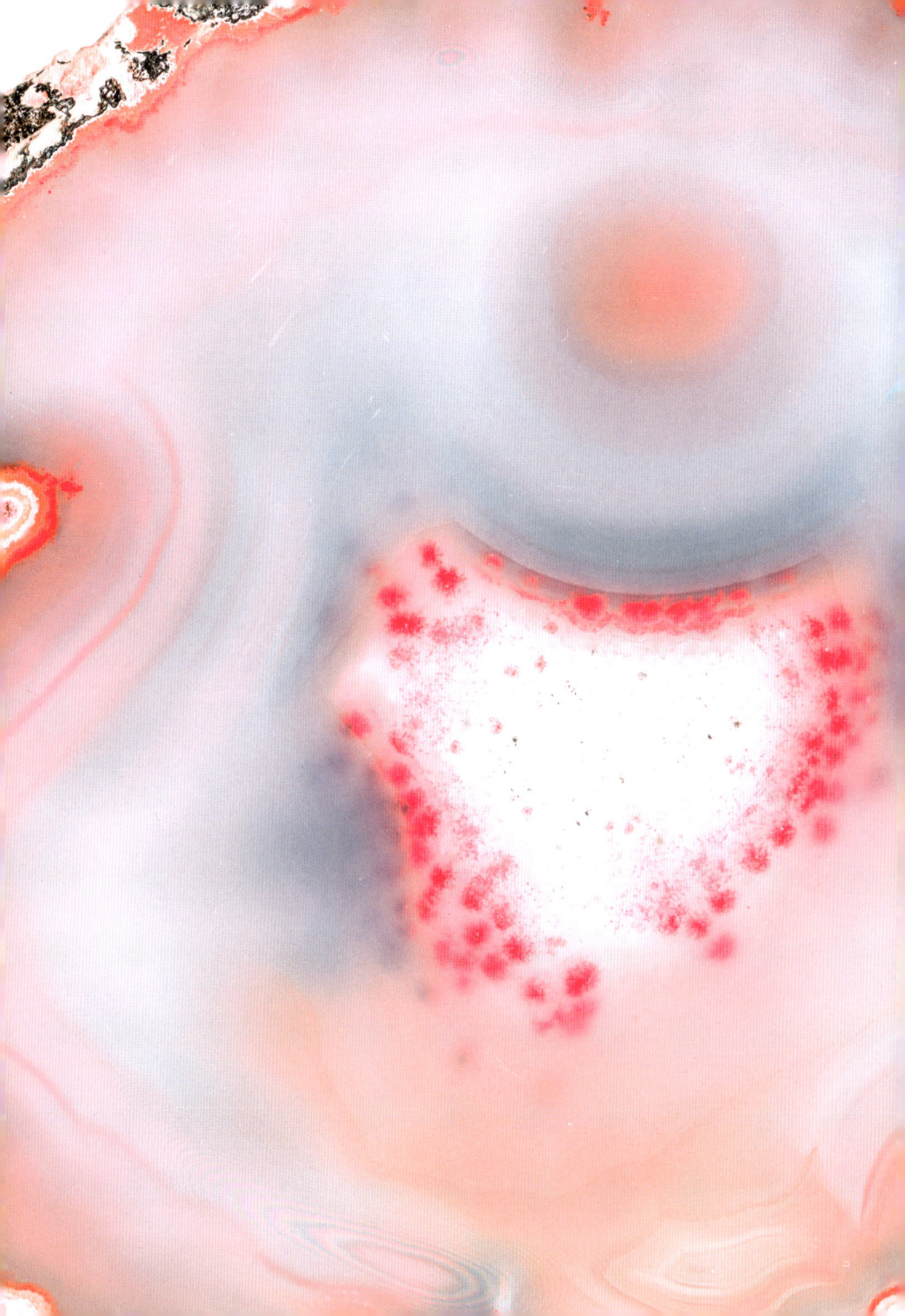

VERTRAUENSVOLL

Vertrauen ist der Grundstein einer jeden menschlichen Verbindung und Beziehung, wir schöpfen es aus einer instinktiven und unbegrenzten Quelle des Wissens. Ist Vertrauen vorhanden, wird es zum inneren Kompass, der uns durch wichtige Momente oder Entscheidungen führt. Vertrauen in uns selbst zu kultivieren, hilft uns dabei wahrzunehmen, was Instinkte und Intuition uns sagen wollen.

Pyrit (Katzengold)
Der Pyrit ist gewissermaßen der Grundbaustein des Vertrauens. Seine erdende Fähigkeit hilft uns dabei, uns in Selbstvertrauen zu üben. Die Pyritenergie bietet uns einen sicheren Raum, der unser Vertrauen in unser inneres Wissen stärkt. Seine reflektierende Natur erinnert uns daran, stark und vertrauensvoll zu bleiben.
Passende Übung:
Core-Meditationsübung

Galenit (Bleiglanz)
Der Galenit ist der Stein der Sicherheit. Er schützt den Emotionalkörper und erzeugt ein Kraftfeld des Vertrauens, in das wir uns fallen lassen können. In diesem Kokon der Sicherheit dürfen wir uns an den Stellen verletzlich fühlen, an denen wir das Vertrauen gerade erst üben.
Passende Übung: Bewusstes Träumen mit dem Heilstein

Kupfer
Die unterstützende Kraft des Kupfers erleichtert es uns, eine gesündere Beziehung zu Führung aufzubauen, und fördert die »Wir arbeiten zusammen«-Mentalität. Sie lehrt uns, das fragile Gleichgewicht zwischen hoher Gesinnung und Bescheidenheit zu halten, und verhilft uns zu Ausgewogenheit und Erdung. Durch sie werden wir zu »heiligen Dienern«.
Passende Übung:
Bewegungsmeditation

Grüner Turmalin
Dieser Stein öffnet das Tor zum Herzen, das sich durch Unehrlichkeit möglicherweise geschlossen hat. Er heilt alte Wunden des Misstrauens.
Passende Übung:
Berührungsübung

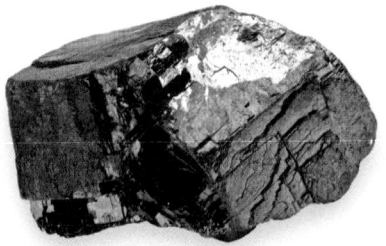

Galenit

Wirkmächtige Kombinationen
Pyrit + Galenit + Kupfer
Kupfer + Hämatit
Grüner Turmalin + Schwarzer Turmalin

WEITERE HEIL-STEINE

Schwarzer Turmalin

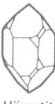

Hämatit (Blutstein)

Spessartin (Mangan-Tonerdegranat)

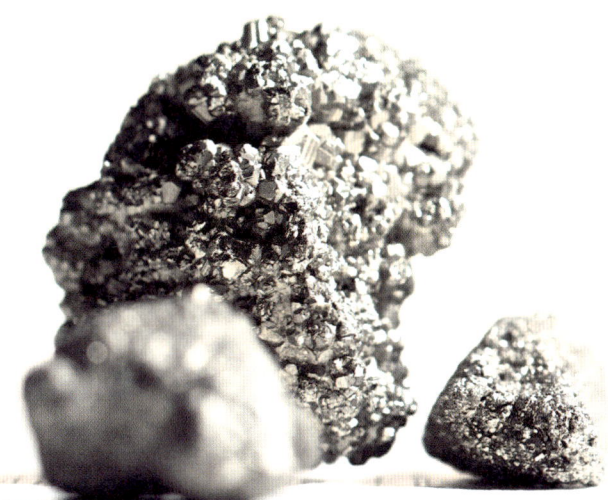

Der **Pyrit** kann uns vor potenziell zerstörerischem Verhalten schützen. Seine Energie befeuert unsere Motivation und positive Haltung, sodass wir dem Leben mit Gewissheit begegnen können.

STARK

Wahre Stärke entsteht aus emotionaler Intelligenz, die uns ermöglicht, in unseren Erfahrungen den Wert zu erkennen. Die Fähigkeit, mit Klarheit, Toleranz und einem tieferen Verständnis zu agieren, baut emotionale Stärke und Resilienz auf. Emotional stark zu sein, basiert auf der Bereitschaft, sich in aller Verletzlichkeit zu zeigen.

Smaragd

Der Smaragd ist das ertönende Horn, das all unsere versprengten Teile wieder zur Ganzheit zurückruft. Er ist ein sicherer Hafen, den wir ansteuern und in dem wir uns emotional sammeln können. Der Stein lehrt uns Resilienz und ermutigt uns dazu, wieder aufs Pferd zu steigen. Er hilft uns, uns an unterschiedliche Situationen und Umstände anzupassen.
Passende Übung:
»Klang und Stein«

Diamant

Der unbestreitbar Aufmerksamkeit heischende Stein, der in seiner geschliffenen Form das Licht auf einzigartige Weise einfängt und ausstrahlt, ermutigt uns dazu, dasselbe zu tun. Der Diamant richtet den Scheinwerfer auf das, was tief in uns bereits da ist und an die Oberfläche treten möchte. Mit ihm können wir unsere Stärke feiern, wenn uns etwas Großartiges gelungen ist.
Passende Übung: Tagebuchübung

Saphir

Der Saphir fördert die Kommunikation, wenn es uns schwerfällt, uns auszudrücken. Er vertreibt Ängste, erdet Gedanken und Ideen und zeigt uns Wege aus der Depression und der Vereinsamung auf. Er ermöglicht es der Verletzlichkeit, sich zu zeigen, und lässt die Emotionen frei fließen. Zudem kräftigt er bereits vorhandene emotionale Stärke.
Passende Übung:
Bewegungsmeditation

Obsidian

Der Obsidian sorgt für Stabilität und Schutz und fördert so unsere Stärke. Er hilft uns bei emotionalem Tumult und schenkt uns eine sichere Perspektive, aus der heraus wir schwierige Situationen abwägen können. Mit ihm fühlen wir uns nicht mehr so machtlos, er lässt uns weniger starr und angespannt voranschreiten.
Passende Übung:
Core-Meditationsübung

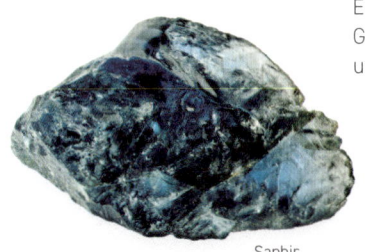

Saphir

Wirkmächtige Kombinationen

Rubin + Saphir
Diamant + Smaragd
Türkis + Obsidian

WEITERE HEIL-STEINE

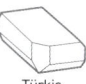
Türkis

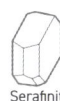
Serafinit
(Klinochlor)

Rubin

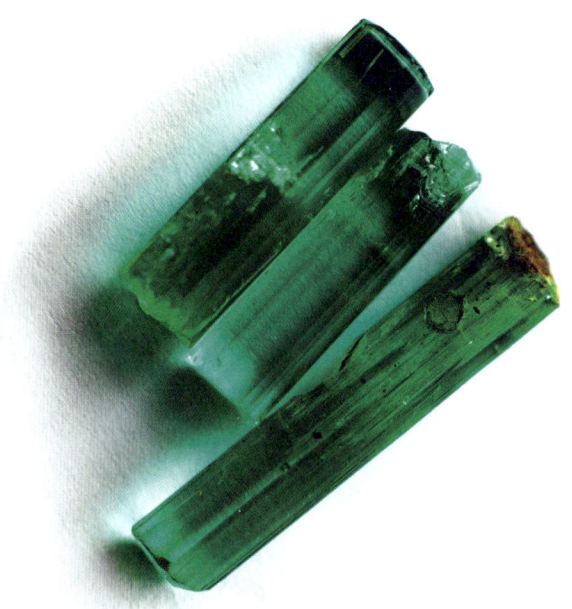

Unendlich sanft heilt der **Smaragd** gebrochene Herzen. Er öffnet die Kanäle des Herzens und festigt es mit der Kraft des Mitgefühls und des Verständnisses.

WÜRDIG

Oberflächlich betrachtet ist es die Anerkennung, die uns das Gefühl des Würdigseins verschafft. Blicken wir jedoch tiefer, ist der Selbstwert daran gebunden, wie gut wir uns behandeln oder über uns denken. Bringen wir uns selbst Wertschätzung entgegen und handeln wir entsprechend, schenkt uns dies das Gefühl der Sinnhaftigkeit und Zugehörigkeit.

Blauer/Grüner Turmalin

Dieser Stein dehnt das Selbstwertgefühl in alle Richtungen aus. Er lehrt uns Selbstliebe und Hingabe und führt uns wieder auf den richtigen Weg, wenn wir uns in eine schlechte Stimmung verirrt haben. So können wir wieder aus der Perspektive des Herzens heraus handeln. Er erinnert uns daran, zu uns selbst wie zu einem Kind zu sprechen: mit sanfter Geduld und bedingungsloser Liebe.

Passende Übung:
Core-Meditationsübung

Smaragd

Der Smaragd führt uns zum Selbstrespekt und weckt in uns das Gefühl des »Genugseins«. Bescheiden bringt er uns bei, die Einzigartigkeit zu ehren und die Ganzheit der Werte, die wir in unsere Beziehungen bringen, zu verkörpern. Er lehrt uns zu geben, ohne im Gegenzug etwas dafür zu erwarten.

Passende Übung: Bewusstes Träumen mit dem Heilstein

Lepidolith

Der Lepidolith ist ein mächtiger emotionaler Friedensstifter. Sanft sorgt er dafür, dass wir nicht mehr schlecht über uns selbst sprechen, sanft öffnet er die Kanäle, über die wir uns der Entspannung hingeben können. Er liebkost gebrochene Herzen und lehrt uns, uns selbst mit liebender Güte zu begegnen.

Passende Übung:
»Klang und Stein«

Larimar

Der Larimar öffnet das Herz zur Selbstakzeptanz und fordert uns auf zu prüfen, ob unsere Glaubenssätze unserem Selbstwert förderlich sind. Er brennt die Falschheit des Selbstzweifels weg und zeigt uns wieder unseren wahren Wert.

Passende Übung:
Berührungsübung

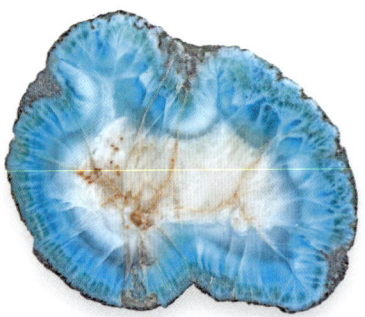

Larimar

Wirkmächtige Kombinationen

Rubin + Zoisit (Saualpit)
Blauer/Grüner Turmalin + Lepidolith
Larimar + Lepidolith

Der **Blaue** oder **Grüne Turmalin** dient als Leuchtkörper, der uns dazu inspiriert, edel zu handeln. Er unterstützt uns dabei, auf unseren Wert und die einzigartigen Gaben zu vertrauen, die wir in diese Welt bringen.

WEITERE HEIL-STEINE

Kaktusquarz

Rubin

Lapislazuli (keine Kristallstruktur)

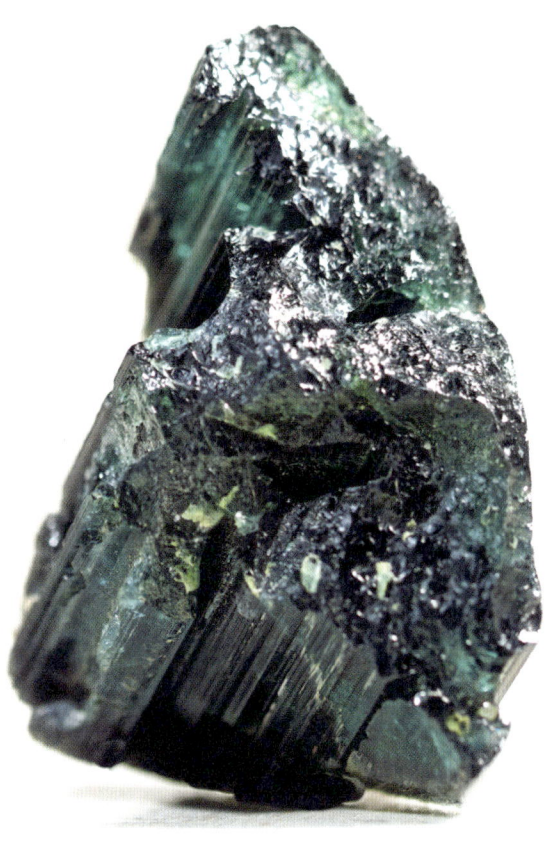

RUHIG

Der emotionale Zustand der Ruhe bringt Frieden; er erzeugt ein Gefühl der Leichtigkeit und Verbundenheit in Körper und Geist. Die Ruhe hat etwas Herzzentriertes, sie lässt uns voller Klarheit und Geduld handeln und beschert uns Entspannung. Heilsteine, die uns Gelassenheit lehren, haben ganz allgemein eine beruhigende Wirkung.

WEITERE HEILSTEINE

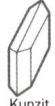
Kunzit
Hiddenit

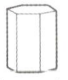
Aquamarin

Rosenquarz

Der Rosenquarz entspannt Körper und Geist in die Ruhe des Herzens. Sein energetisches Muster ist wie ein mächtiger Wasserfall der bedingungslosen Liebe, der unsere Reserven mit neuer Vitalität und Ganzheit auffüllt. Er beruhigt erhitzte Gemüter, baut Spannung im Körper ab und lehrt uns mit der Zeit Toleranz für Dinge, die uns in der Vergangenheit vielleicht aufgeregt haben.
Passende Übung:
Core-Meditationsübung

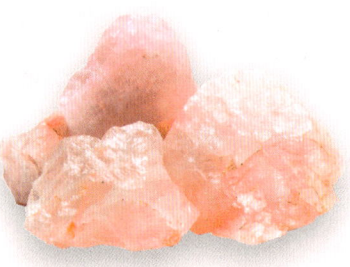
Rosenquarz

Larimar

Der Larimar hat die Fähigkeit, aufgewühlte Situationen in die ruhigen Gewässer der Gelassenheit zu bringen. Er weicht harte Wut auf und lehrt uns, selbstsabotierende Verhaltensweisen abzulegen.
Passende Übung:
Berührungsübung

Lepidolith

Auch der Lepidolith beruhigt emotional aufgeladene Situationen, er wirkt wie ein Puffer zwischen den Parteien. Seine Frequenz bringt uns in eine sanfte Stimmung, in das Gefühl, ruhig, bedacht und gesammelt zu sein. Er schwächt Reize von außen ab; so gewinnen wir Klarheit und können hören, was in unserem Herzen ist.
Passende Übung: Tagebuchübung

Wassermelonenturmalin

Die Energie des Wassermelonenturmalins beruhigt uns auf der Stelle. Der Stein zentriert uns und bringt uns ins Im-gegenwärtigen-Augenblick-Gewahrsein. Gleichzeitig verkörpert er die kindliche Energie der Sorglosigkeit und Freude und lässt uns in süßer Unschuld ruhen.
Passende Übung:
»Klang und Stein«

Wirkmächtige Kombinationen	Rosenquarz + Larimar Lepidolith + Wassermelonenturmalin

AUSGELASSEN

In der Ausgelassenheit besitzen wir die Freiheit, ganz wir selbst zu sein. Nur selten vergessen wir eine gut gelaunte, fröhliche Person oder eine auf spielerische Weise erlernte Lektion. Würzen wir das Leben mit etwas Fröhlichkeit und Ausgelassenheit, bleiben wir im Fluss und bereit zu lernen. Wir erhalten uns eine Unschuld, die uns wachsen lässt.

WEITERE HEILSTEINE

Selenit (Marienglas)

Rhodonit

Labradorit

Karneol
Der Karneol beschwört eine natürliche Neugier herauf, wie die eines Kindes, das die Welt entdeckt. Er befeuert uns, zu erschaffen und Spaß zu haben. In seiner Ausgelassenheit besitzt der Karneol die Fähigkeit, das aufzudecken, was sich vollständiger ausdrücken möchte. Der Stein ermutigt uns dazu, Hemmungen fallen zu lassen, die uns daran hindern, ganz wir selbst zu sein.
Passende Übung: Berührungsübung

Fadenquarz
Der Fadenquarz verkörpert Verspieltheit. Hält man zwei Exemplare nah aneinander, kann man die energetische Anziehungskraft spüren, wie bei einem Magneten. Dies dient als Brücke, sich von Einschränkungen zu lösen und zur Verbundenheit hin zu bewegen. Die dynamische Energie des Steins hilft uns dabei, alle Aspekte unserer selbst zu erwecken.
Passende Übung: Bewusstes Träumen mit dem Heilstein

Grüner Kalzit
Mit seiner stärkenden Natur hält uns der Stein dazu an, das Ego außen vor zu lassen. Er lässt uns zu Unschuld und Selbsterkundung zurückkehren und weckt die Lebenslust.
Passende Übung: Tagebuchübung

Lemurischer Kristall
Dieser Stein lädt uns ins Land der Fantasie ein, wo alles möglich ist. Er aktiviert den Visionär in uns und kultiviert unseren inneren Schöpfer. Wie ein Zauberstab hilft er uns dabei, das, was wir erschaffen wollen, zu entwerfen, zu visualisieren und umzusetzen. Er gebiert neue Ideen, Träume und Inspirationen und führt uns zur Hoffnung zurück.
Passende Übung: Bewegungsmeditation

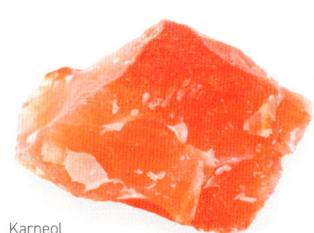
Karneol

Wirkmächtige Kombinationen
Lemurischer Kristall + Selenit
Fadenquarz + Labradorit
Grüner Kalzit + Karneol

Heilsteine für physischere Emotionen

OPTIMISTISCH

Der Optimismus ist der Vater der Ausgelassenheit – seine Macht, Umstände oder Situationen ins Freudvolle zu kehren, ist ansteckend. Er erhöht die Wahrscheinlichkeit des erfolgreichen Ausgangs, hilft uns über die Hürden und Hindernisse im Leben hinweg und ist der Same der Manifestation, der die Wirklichkeit verändern kann.

Fluorit (Flussspat)
Der Fluorit inspiriert und führt zu Klarheit und Erkenntnis. Er entfacht die Vorstellungskraft, um uns zu zeigen, was zum Gedeihen einer Sache notwendig ist. Er erinnert uns daran, nicht außerhalb unserer selbst nach Lösungen zu suchen, und hilft uns dabei, auf unsere Fähigkeiten zu vertrauen.
Passende Übung:
»Klang und Stein«

Kyanit
Dieser Stein verbindet uns mit der Fülle, neuen Ideen und unseren Zielen im Leben. In ihm treffen sich unsere Träume, um zu interagieren und zum Leben zu erwachen. Der Kyanit ist der Torwächter zu einem klaren Weg nach vorn, er erleuchtet Pfade und hält uns dazu an, die Reise zu feiern.
Passende Übung:
Core-Meditationsübung

Sonnenstein
Der Sonnenstein verbindet uns mit unserer Macht, unserer inneren Stärke, unserer Strahlkraft. Er teilt die Wolken und zeigt in seinem Licht neue Chancen. Seine Frequenz regt das Handeln an und bekräftigt die Dinge, von denen wir träumen.
Passende Übung:
Bewegungsmeditation

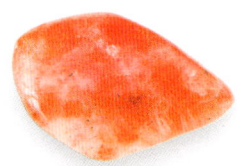
Sonnenstein

Amazonit
Dieser Stein löst toxische Energie auf und lässt neues Leben durchsickern. Haben wir einen Verlust erlitten, lässt er uns Trost und neuen Mut finden, indem wir ehren, was wir loslassen. Wenn wir ihn lassen, verhilft uns der Amazonit dazu, uns wieder befähigt zu fühlen.
Passende Übung:
Berührungsübung

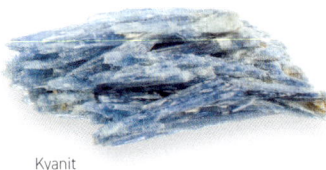
Kyanit

Wirkmächtige Kombinationen
Kyanit + Fluorit
Kyanit + Stibnit
Sonnenstein + Goldener Apatit

WEITERE HEIL-STEINE

Stibnit

Achat

Goldener Apatit

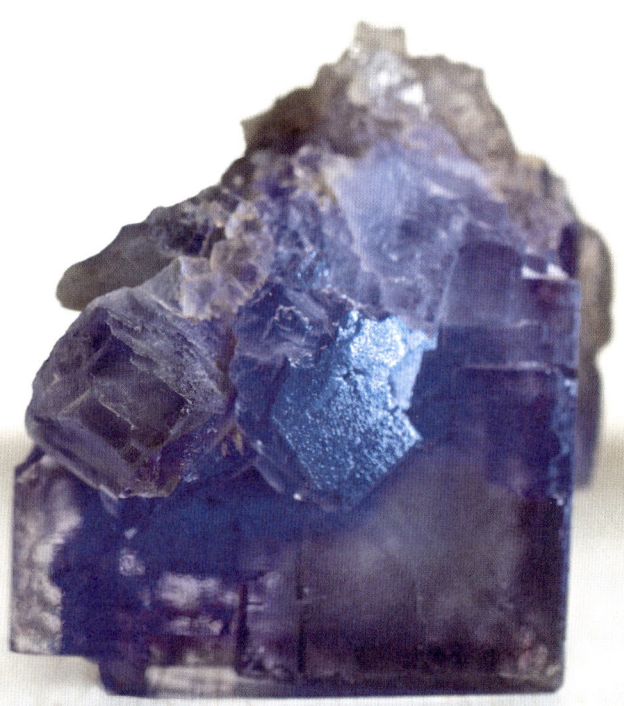

Der **Fluorit** besitzt die Fähigkeit, unseren Geist von Stress zu befreien, um unsere kostbare Zeit und Energie zu optimieren. Wie einen Laser richtet er den Fokus auf unsere Ziele oder Absichten.

AKZEPTIEREND

Akzeptanz ist der Zustand, in dem wir uns einer Situation oder eines Umstands absolut bewusst sind, jedoch nicht versuchen, die Situation oder den Umstand zu kontrollieren, zu bewerten oder zu verändern. Emotionale Akzeptanz ist ungeheuer wichtig dafür, unsere Energie und Ressourcen wieder auf einen produktiven Pfad zu lenken. Entsprechende Heilsteine erweitern unsere Fähigkeit des Nicht-Anhaftens (im buddhistischen Sinn) und lassen uns Frieden mit dem, was geschieht, schließen.

Amethyst

Der Amethyst führt uns intuitiv zu einem tieferen Verständnis und einer tieferen Verbindung mit uns selbst und der Menschheit. Er ist bei allen, die ihn sehen, tragen oder berühren sehr beliebt und vermittelt in konfliktreichen Situationen oder bei gegensätzlichen Positionen.
Passende Übung: Bewusstes Träumen mit dem Heilstein

Hiddenit

Dieser Stein hilft uns dabei, uns nicht selbst im Weg zu stehen. Er zeigt auf, wo im Leben wir noch keine Akzeptanz praktizieren, und verdeutlicht uns die Vorteile des Nicht-Anhaftens. Der Hiddenit hilft uns dabei zu verstehen, dass die Dinge, obwohl sie sich verändern, in ihrem Wesen noch intakt sind.
Passende Übung: Core-Meditationsübung

Heliodor (Goldberyll)

Der Heliodor wirft Licht auf die Bereiche, die Selbstakzeptanz benötigen, und lehrt uns die Wertschätzung der Teile unserer selbst, die wir noch nicht annehmen. Er nährt ein gesundes Umfeld im Herzen. Der goldene Strahl des Steins symbolisiert das helle Licht des goldenen Herzens und ermöglicht es uns, uns ganz dem Empfangen zu öffnen.
Passende Übung: Tagebuchübung

Kunzit

Der Kunzit entriegelt das Herz und lehrt uns, den Panzer aufzuweichen, der uns in unserer Verletzlichkeit beschützte. Er öffnet unser Herz für neue Verbindungen. Egal woher wir kommen, wie wir aussehen oder woran wir glauben – in der Akzeptanz können wir immer Gemeinsamkeit finden.
Passende Übung: »Klang und Stein«

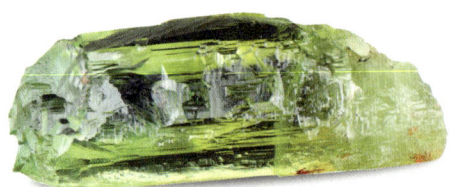

Heliodor

Wirkmächtige Kombinationen
Kunzit + Hiddenit
Heliodor + Zitrin
Heliodor + Rhodochrosit

WEITERE HEIL-STEINE

Lithiumquarz

Rhodochrosit

Diopsid

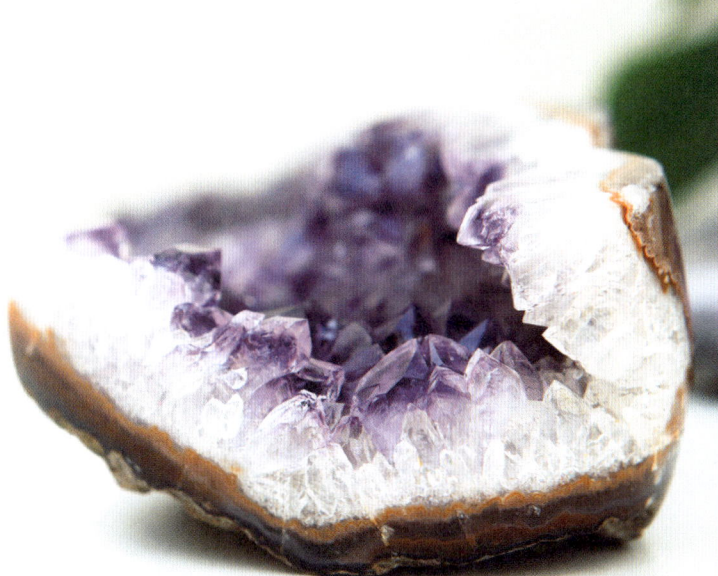

Der **Amethyst** ist der Torwächter zwischen uns und dem Reich der Kristalle und Mineralien. Er erleichtert Akzeptanz und Verständnis, wenn wir mit Opposition oder einem Konflikt konfrontiert werden.

GELANGWEILT

WEITERE HEIL-STEINE

Rauchquarz
Bilderjaspis
Doppelspat

Oft fühlen wir uns gelangweilt, wenn wir unterfordert oder im sich ewig wiederholenden Trott des Alltags gefangen sind. Dann glauben wir, wir hätten die Verbindung zur Kreativität oder zu den Quellen, aus denen wir Leidenschaft schöpfen, verloren. Zeichnet sich jedoch Veränderung am Horizont ab, bekommen wir neuen Schwung.

Orangenkalzit
Die freudvolle Energie des Orangenkalzits kann ganz hervorragend Schwung in Taten verwandeln. Der Stein besitzt die Fähigkeit, Rezeptoren im Willenszentrum zu aktivieren; so erzeugt er umgehend Veränderungen in der Vitalität. Sein Enthusiasmus ist absolut ansteckend.
Passende Übung:
Bewegungsmeditation

Fluorit (Flussspat)
Dieser Stein ist wie ein Besen, mit dem man die trägen Anteile des Geistes wegfegen kann. Er lehrt uns, unsere kostbare Zeit weise zu nutzen. Der Fluorit gewährt uns Einblick in unsere verborgenen Wünsche oder Talente und zeigt uns, wo wir beginnen können, um uns unseren Zielen zu nähern.
Passende Übung: Tagebuchübung

Bergkristall
Der Bergkristall beseitigt rasch alle Hindernisse aus unserer emotionalen Landschaft, die unserer Produktivität im Weg stehen. Er bringt verschwundene Leidenschaften wieder ins Leben zurück und fördert kreative Kräfte.
Passende Übung:
Core-Meditationsübung

Fulgurit
Dieser Stein verströmt die Energie seiner einzigartigen Entstehung: Er wird gebildet, wenn Blitze auf Sand treffen, und bietet kraftvolle Reinigung, wenn uns zum Handeln der nötige Funke fehlt. Er hilft uns dabei, uns neu zu erfinden, und zeigt uns alternative Wege auf, damit die Inspiration wieder frei fließen kann.
Passende Übung:
Core-Meditationsübung

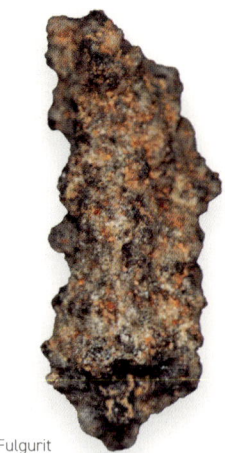

Fulgurit

Wirkmächtige Kombinationen

Fulgurit + Rauchquarz
Orangenkalzit + Doppelspat
Fluorit + Bergkristall

AUSGELAUGT

Mit dem Gefühl des Ausgelaugtseins sagt uns der Körper, dass wir auf uns aufpassen sollen. Beispielsweise fühlen wir uns so, wenn wir unsere emotionale Energie nicht gut nutzen oder wenn wir keine Ruhe geben, obwohl wir sie brauchen. Ein Gewahrsein dafür zu kultivieren, wann wir beginnen, uns wie eine welke Blume zu fühlen, ist ein guter Anfang, uns in Selbstfürsorge zu üben.

WEITERE HEILSTEINE

Larimar

Moldavit (keine Kristallstruktur)

Tektit (keine Kristallstruktur)

Zitrin
Der Zitrin verschafft uns Klarheit darüber, wo eine Veränderung oder eine Verlagerung der Prioritäten vonnöten ist. Er zeigt, wo uns Energie verloren geht bzw. was zu Ausgelaugtheit führt. Seine kräftigenden Eigenschaften helfen uns dabei, uns energiegeladener zu fühlen; der Stein verleiht uns den Mut, Veränderungen vorzunehmen, die uns unsere Begeisterung wiederbringen.
Passende Übung:
»Klang und Stein«

Gold
Gold verleiht uns die Energie zum Durchhalten, es schenkt uns neue Kraft und Vitalität. Seine verstärkende und gleichzeitig erdende Schwingung bringt wieder Leuchtkraft in die erschöpften Teile unserer selbst, die Aufmerksamkeit benötigen.
Passende Übung:
Core-Meditationsübung

Phenakit
Die aktivierende Schwingung dieses Steins überkommt uns wie ein Sommergewitter. Der Phenakit macht Tabula rasa und öffnet uns für die erfrischende Quelle der Erlebnisfähigkeit. In dieser Atempause können wir achtsam wählen, wie und womit wir unsere inneren Ressourcen wieder auffüllen wollen.
Passende Übung:
Berührungsübung

Rubin
Der Rubin verleiht uns jugendliche Lebhaftigkeit, Kraft und Integrität. Er aktiviert den stetigen Fluss der Energie und beugt Burn-out vor.
Passende Übung: Bewusstes Träumen mit dem Heilstein

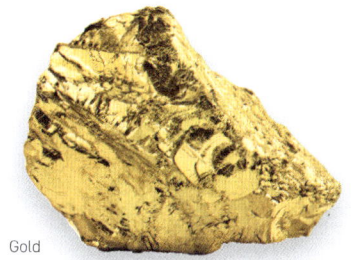

Gold

Wirkmächtige Kombinationen	Rubin + Gold Zitrin + Rubin Gold + Moldavit

Heilsteine für physischere Emotionen 47

ÄNGSTLICH

Angst ist eine Uremotion, die dem Menschen einprogrammiert ist, damit er sicher und am Leben bleibt. Doch je nach Situation oder Individuum kann Angst nicht nur nützlich, sondern auch schädlich sein. Sie ergreift umgehend Besitz von unserem Körper und löst die Kampf-oder-Flucht-Reaktion aus; umgekehrt kann sie aber auch einen lähmenden Effekt auf uns haben.

Danburit
Die Frequenz dieses Steins passt zur Intensität der Angst. Seine blitzschnelle Energie öffnet den Kanal für kristallklare Informationen, mit denen wir sogar tief sitzende Programmierungen überwinden können. Danach stellt sich ein Gefühl der Erleichterung ein: Wie bei einer zeremoniellen Reingung haben wir das Gefühl, frisch und tief durchatmen zu können.
Passende Übung:
Bewegungsmeditation

Fluorit (Flussspat)
Der Fluorit verleiht uns den Mut, die Wurzeln unserer Ängste näher unter die Lupe zu nehmen. Er verändert unseren Standpunkt, sodass wir die Dinge sicher aus einer neuen Perspektive betrachten können. Der Stein strukturiert unser überreiztes Inneres neu und führt uns zum Trost unserer eigenen inneren Stärke zurück.
Passende Übung:
Berührungsübung

Serafinit (Klinochlor)
Die Energie dieses Steins ist die des Schutzes und der Zuflucht. Er dringt tief bis in die unbekannten Teile unserer selbst vor und führt uns wie ein innerer Kompass durch bislang unkartografiertes emotionales Terrain. Auf eingeengte Bereiche wirkt er sich regelrecht verzaubernd aus, durch ihn strahlen wir eine tiefere Liebe für uns selbst und die Gemeinschaft aus. Zudem zieht er persönliche Heilhelfer an, die uns zusätzlich unterstützen.
Passende Übung:
Core-Meditationsübung

Grüner Kalzit
Der Grüne Kalzit wirkt beruhigend, seine Schwingung legt sich über das Herz und löscht Ängste aus. Er beschwört eine kindliche Unschuld herauf und macht wieder neugierig aufs Leben.
Passende Übung: Tagebuchübung

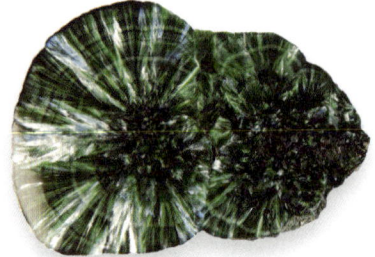

Serafinit

Wirkmächtige Kombinationen Grüner Kalzit + Fluorit
Serafinit + Kyanit + Labradorit

WEITERE
HEIL-
STEINE

Kyanit

Dravit

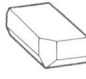
Labradorit

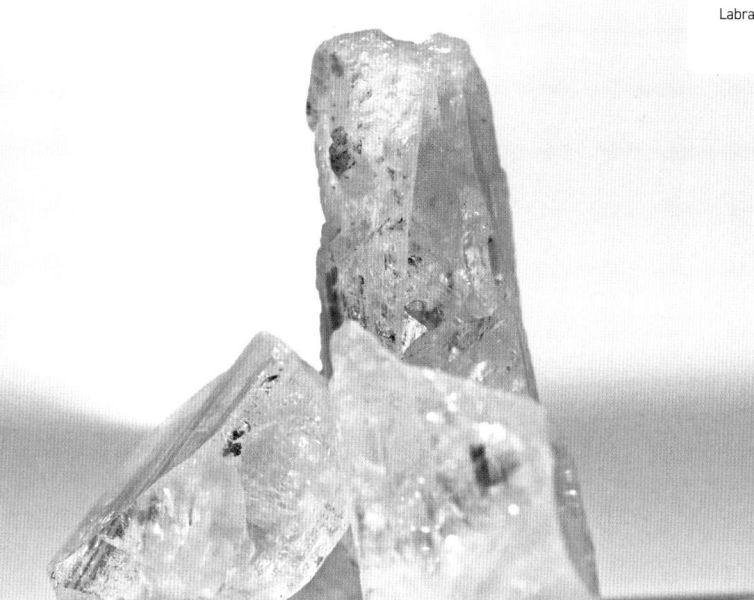

Die hohe Schwingungsfrequenz des **Danburit** öffnet das Kronenchakra und transportiert Angst über das Herz aus dem Körper und dem Energiefeld ab.

EINSAM

Mitunter ist Einsamkeit oder Selbstisolation eine Form des Schutzes, oder wir sind einsam, wenn uns in einer Beziehung die emotionale Tiefe fehlt, nach der wir uns eigentlich sehnen. Häufig liegt der Einsamkeit das Bedürfnis zugrunde, gesehen und für das wahre Selbst geschätzt zu werden.

WEITERE HEILSTEINE

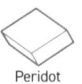
Peridot (Chrysolith)

Cavansit

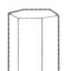
Aquamarin

Charoit
Der Charoit klärt das emotionale Bewusstsein, damit wir uns mit unserem inneren Kind verbinden können. Mit ihm können wir uns treiben lassen, er bringt Gefühle der Einsamkeit in Bewegung. Zudem vertreibt der Stein die Unsicherheit und verschafft uns Erleichterung durch den Atem. Er nährt das größere Gewahrsein.
Passende Übung: Tagebuchübung

Kupfer
Kupfer wirkt wie ein verbindender Kanal und bringt uns wieder ganz zurück ins Leben. Seine erdende Eigenschaft lässt uns Verletzlichkeit als etwas Wertvolles sehen und ermöglicht es uns, uns selbst gegenüber vollkommen ehrlich zu sein. Kupfer lockt uns aus unserem schützenden Panzer wieder in die Welt hinaus.
Passende Übung:
Core-Meditationsübung

Elestialquarz
Elestialquarz hilft uns dabei, uns zu befreien und aus der Isolation auszubrechen. Er zeigt uns auf, wo wir unser Licht unter den Scheffel gestellt haben, und erzeugt Synchronizitäten, die uns Seelengefährten finden lassen.
Passende Übung:
Berührungsübung

Epidot
Der Epidot bietet uns an, uns über die Natur wieder mit dem Leben zu verbinden – denn in der Natur sind wir nie wirklich einsam. Der Stein ist wie ein Pflaster, mit dem wir das Unglücklichsein aus unserem Leben ziehen und die Wurzeln unserer Einsamkeit erkennen können.
Passende Übung:
»Klang und Stein«

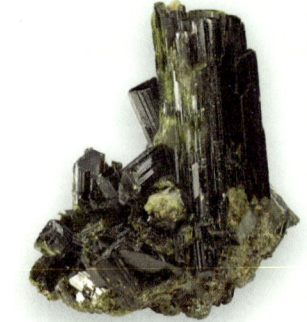
Epidot

Wirkmächtige Kombinationen | Aquamarin + Elestialquarz
Charoit + Epidot

SCHMERZVOLL

WEITERE HEILSTEINE

Chlorit-Phantomquarz

Kupfer

Aragonit

Die Emotion des Schmerzes zeigt uns, dass etwas unsere Aufmerksamkeit oder eine Veränderung braucht, damit wir weiter wachsen können. Häufig verselbstständigt sich emotionaler Schmerz; durchbrechen wir den Teufelskreis, können wir verdauen und den Kummer hinter uns lassen.

Hämatit (Blutstein)
Der Hämatit hilft beim Bewältigen von Traumata, die uns emotionalen Schmerz immer wieder erleben lassen. Durch seine Fähigkeit, den Emotionalkörper mit der Stabilität von Mutter Erde zu verbinden, gewährt er uns sicheres Geleit. Dabei löst der Stein emotionalen Schmerz so sanft, dass wir die Lektionen, die Letzterer für uns bereithält, willkommen heißen können.
Passende Übung:
Berührungsübung

Bergkristall
Der Bergkristall lässt uns den Loslassprozess verstehen und erleichtert so die Heilung. Er kann uns als Leuchtfeuer des Gewahrseins dienen und wirft Licht auf die Teile des Emotionalkörpers, die wir anerkennen müssen, um sie loslassen und geheilt werden zu können.
Passende Übung:
Core-Meditationsübung

Rosenquarz
Dieser Stein lindert emotionalen Schmerz und erzeugt die Harmonie, die wir brauchen, um uns selbst lieben zu können. Seine Schwingung löst Anspannungen im Emotionalkörper. Befinden wir uns an einem Ort voller Schmerz, erinnert uns der Rosenquarz sanft daran, die Last der Sorge von unseren Schultern zu laden. Er hilft uns dabei, auf uns selbst zu vertrauen und die liebende Unterstützung anderer anzunehmen.
Passende Übung: Bewusstes Träumen mit dem Heilstein

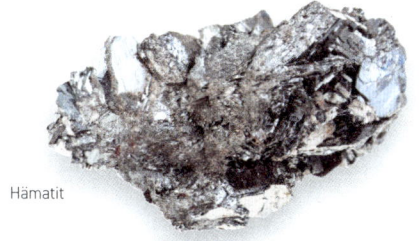
Hämatit

Wirkmächtige Kombinationen Hämatit + Rosenquarz
Rosenquarz + Kupfer

Heilsteine für physischere Emotionen

TRÄGE

Nicht selten erzeugt mangelnde Motivation das Gefühl der Trägheit; hält dies länger an, kann es sich unabsichtlich zu einem selbstsabotierenden Verhaltensmuster entwickeln. Sind wir träge, schieben wir Taten auf, wodurch wir unsere Ziele aus den Augen verlieren können.

Malachit

Die schnelle Energie des Malachits regt Neugier und Blutfluss an, lässt das Herz ordentlich pumpen und bringt positive Aufregung ins Leben. Der Stein befeuert kreative Bestrebungen; durch ihn spüren wir wieder Leidenschaft. Er rekalibriert die Bereiche des Geistes, denen es schwerfällt, an Zielen festzuhalten und Dinge zu einem erfolgreichen Ende zu bringen.
Passende Übung:
»Klang und Stein«

Epidot

Dieser Stein belebt unsere Verbindung zu den zirkadianen Rhythmen des Lebens wieder. Der Epidot hilft uns dabei, uns wieder mit dem Netz des Lebens verwoben zu fühlen, und weckt das Gefühl der »heiligen« Verantwortung. Kommen wir in Einklang mit der Energie des Steins, öffnet er in uns ein tieferes Gewahrsein der Wichtigkeit der regelmäßigen Erdung.
Passende Übung:
Core-Meditationsübung

Heliodor (Goldberyll)

Der Heliodor steckt voller Überschwang, der die Energiezentren des Körpers öffnet und Blockaden, die uns behindern, beseitigt. Der Stein lehrt uns, loszulassen sowie aktiv und kreativ zu werden.
Passende Übung: Tagebuchübung

Zinkit (Rotzinkerz)

Brauchen wir einen Energieschub, weiß der Zinkit genau, wie er uns zu neuem Elan verhelfen kann. Sein Schwung stärkt unser Durchhaltevermögen hinsichtlich des Abenteuers, das Leben voll auszukosten. Seine Antriebskraft motiviert uns dazu, vorwärts zu gehen; gleichzeitig erinnert er uns daran, immer einen Schritt nach dem anderen zu tun.
Passende Übung:
Bewegungsmeditation

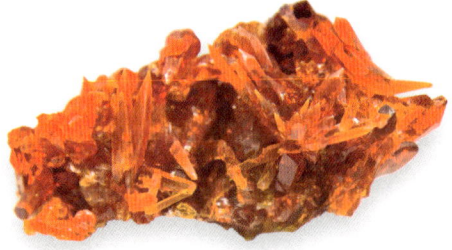

Zinkit

Wirkmächtige Kombinationen

Epidot + Herkimer Diamant
Zinkit + Bergkristall
Epidot + Malachit

WEITERE
HEIL-
STEINE

Herkimer
Diamant

Wulfenit

Bergkristall

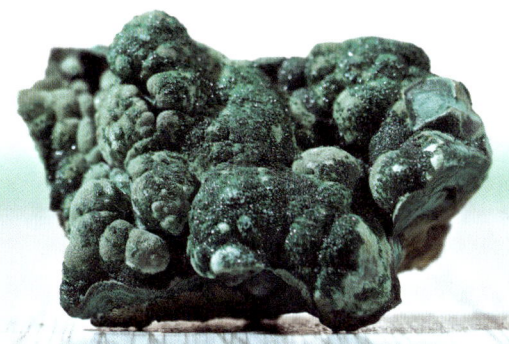

Der **Malachit** hat die wunderbare Eigenschaft, uns zum Handeln zu bewegen. Er bringt stagnierende Energie wieder in Fluss und löst negative Denk- sowie unproduktive emotionale Energiemuster auf.

ZERSTREUT

In unserer heutigen Welt werden unsere Sinne von Reizen und Informationen überflutet. Ständig werden wir abgelenkt. Das macht unserem natürlichen Schlaf-Wach-Rhythmus zu schaffen, zudem haben wir Schwierigkeiten, wirklich in uns selbst präsent zu sein. Das führt nur allzu oft dazu, dass wir uns zwanghaft beschäftigen, um uns nicht mit unangenehmen Emotionen auseinandersetzen zu müssen.

Rauchquarz
Rauchquarz spricht zur Ganzheit unseres Wesens und bringt dabei das Geschenk mit, große Veränderungen auf unserem inneren Terrain einzuläuten. Der Stein fördert die Kraft, uns fest in unserem bevorzugten Gemütszustand zu verwurzeln, und erinnert uns daran, wie es sich anfühlt, in Köprer, Herz und Geist zu Hause zu sein.
Passende Übung: Bewusstes Träumen mit dem Heilstein

Shungit
Der Shungit stärkt unsere Liebe zum Detail. Er hat die Gabe, eine geistige und emotionale Umgebung zu schaffen, die äußere Einflüsse oder Ablenkungen ausblendet. Der Stein bringt uns auf eine neue Flugbahn und hilft uns dabei, frei von ungesunden Verhaltensweisen nicht vom Weg zu unserem Ziel abzuweichen.
Passende Übung: Core-Meditationsübung

Smaragd
Der Smaragd lenkt unsere Präsenz und Essenz wieder zurück in Körper, Geist und Seele. Er hilft uns, eskapistische Mechanismen zu erkennen, und hat eine profunde Heilwirkung auf unser Herz. Die Frequenz des Steins ist wie eine Decke der göttlichen Liebe, die uns zu einer tieferen Verbindung mit uns selbst führt.
Passende Übung: »Klang und Stein«

Kupfer
Kupfer ist wie ein elektrischer Leiter, sein Funke führt uns immer wieder in die Gegenwart zurück. Mit seiner Energie können wir uns hervorragend konzentrieren.
Passende Übung: Berührungsübung

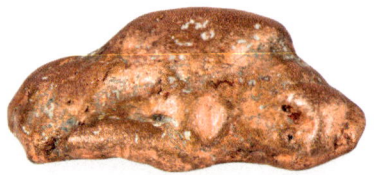

Kupfer

Wirkmächtige Kombinationen

Rauchquarz + Kupfer
Mondstein + Kupfer
Smaragd + Sugilith

Rauchquarz zentriert und verhindert, dass wir uns von uns selbst entfernen. Er schenkt uns das Gefühl der Erneuerung und führt uns elegant von einer Stimmung zur anderen.

WEITERE HEIL-STEINE

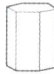
Sugilith

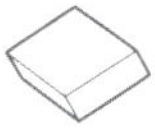

Tansanit

Mondstein

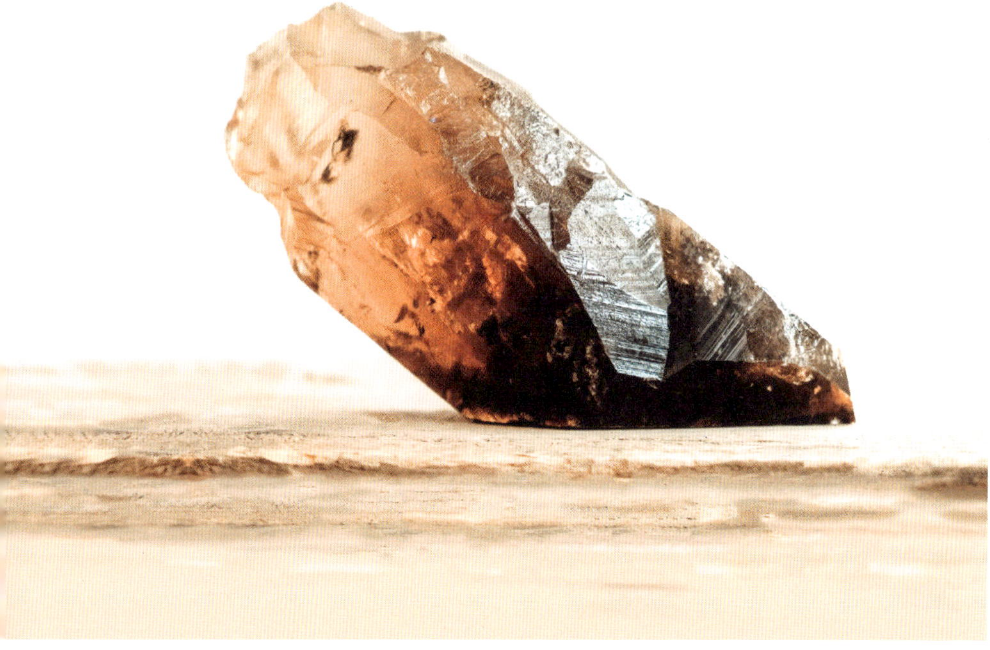

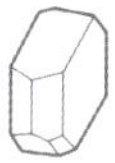

KAPITEL 4

ENERGETISCHER UND TRANSFORMATIVER FLUSS

In diesem Kapitel geht es um Emotionen, die mit den energetischen und transformativen Aspekten unserer selbst verknüpft sind. Von den zwölf aufgeführten emotionalen Zuständen wollen Sie einige vielleicht verstärken und andere eher abschwächen. Auch hier finden sich empfohlene Übungen, die Ihnen beim Erreichen Ihrer emotionalen Ziele helfen.

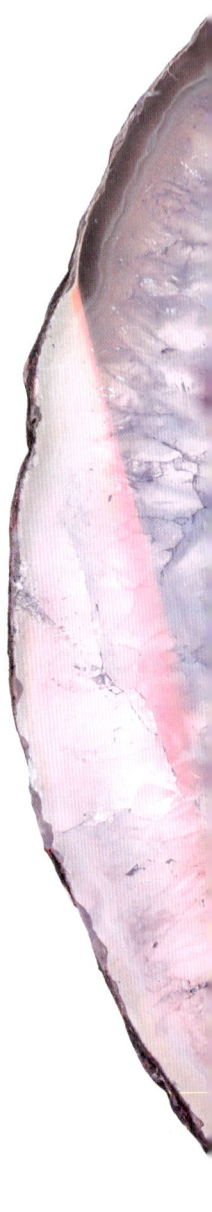

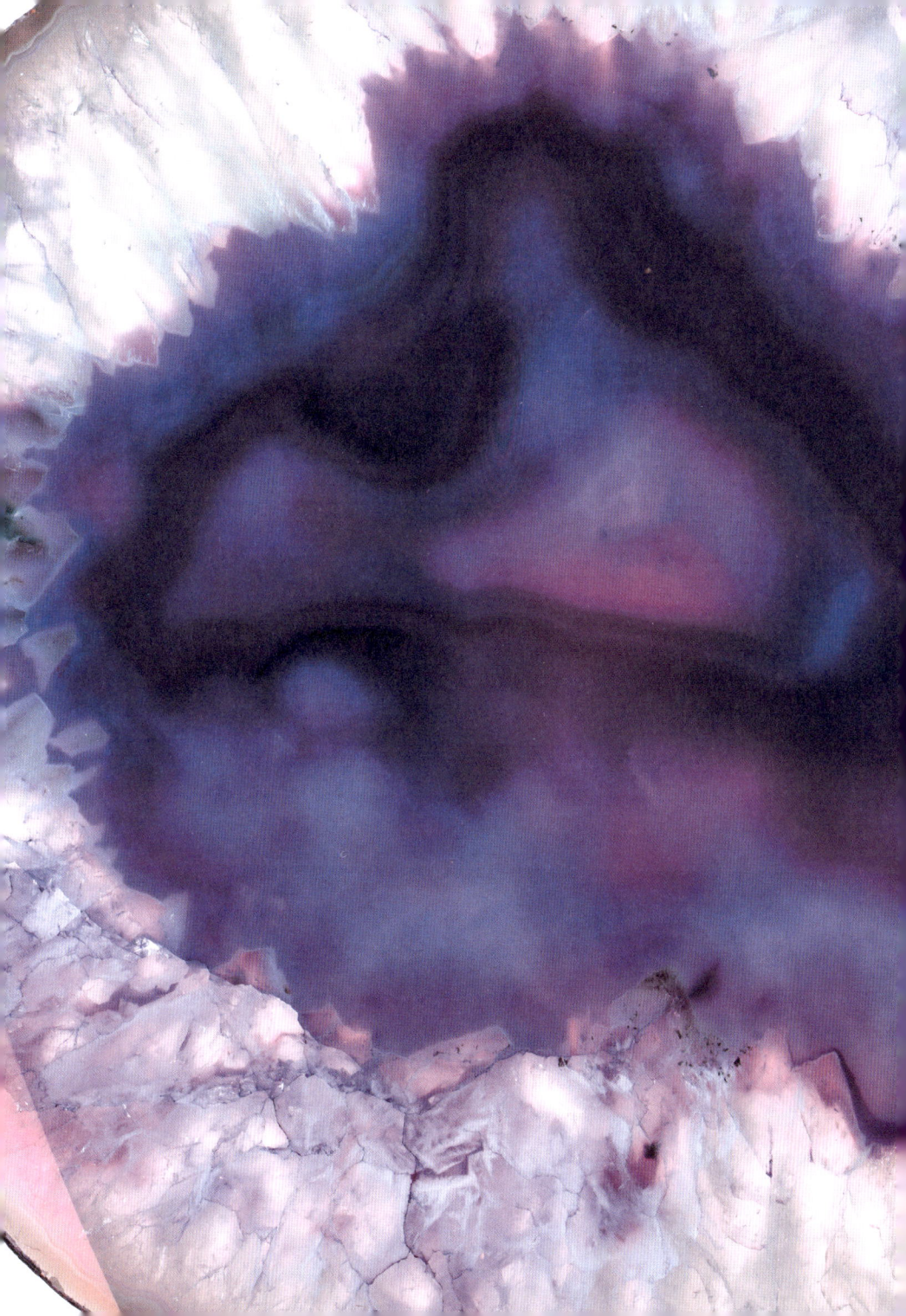

STOLZ

Stolz ist die der eigenen Person Achtung gebietende Natur derer, die sich ihrer selbst sicher sind – Stolz wurzelt tief in unserem Herzen. Dennoch hat Stolz auch eine andere Seite, derer wir uns gewahr sein sollten. Die Schattenseiten des Stolzes sind Sturheit und Unnachgiebigkeit, und beides hält uns davon ab, den wahren Weg des Herzens zu gehen.

Zitrin
Der Zitrin schenkt uns die innere Furchtlosigkeit, unser wahres Potenzial zu leben. Er lässt uns unsere Lebensziele mit Leidenschaft und Kreativität verfolgen. Der exzellente Manifestationslehrer regt Zufriedenheit und Dankbarkeit an.
Passende Übung:
Berührungsübung

Saphir
Der Saphir erdet den physischen Körper und ebnet Energiepfade, die uns zur Ausgewogenheit führen. Er schenkt uns die Energie, die wir brauchen, um uns in eine neue Richtung zu bewegen und Hindernisse zu beseitigen. Zudem hilft er uns dabei, potenziell einschränkende Verhaltensweisen in gesunde, bescheidene Sichtweisen zu verwandeln.
Passende Übung:
Core-Meditationsübung

Shiva Lingam
Dieser Stein trägt das uralte Wissen all dessen, was zuvor geschehen ist, in sich. Seine Frequenz lehrt uns, das zu schätzen und zu würdigen, was uns an exakt den Punkt gebracht hat, an dem wir jetzt stehen. Er löst Stagnationen im physischen und im Emotionalkörper und bringt die Dinge wieder in Fluss.
Passende Übung:
Bewegungsmeditation

Türkis
Die Energie des Türkis ist die des tiefen Ehrens. Der Stein hat die Fähigkeit, uns mit unseren Ahnen zu verbinden, damit wir sie um Unterstützung bitten können. Er lehrt uns Selbstrespekt und Wertschätzung und hilft uns dabei, zu innerer Demut zu finden. Dies balanciert er mit selbstermutigender Anerkennung und der Würdigung der eigenen einzigartigen Reise aus.
Passende Übung: Tagebuchübung

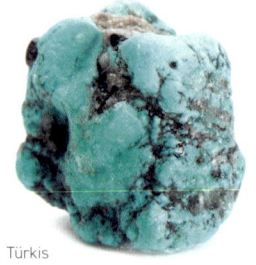
Türkis

Wirkmächtige Kombinationen
Shiva Lingam + Saphir
Tigerauge + Türkis
Zitrin + Saphir

WEITERE
HEIL-
STEINE

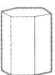

Smaragd

Tigerauge

Karneol

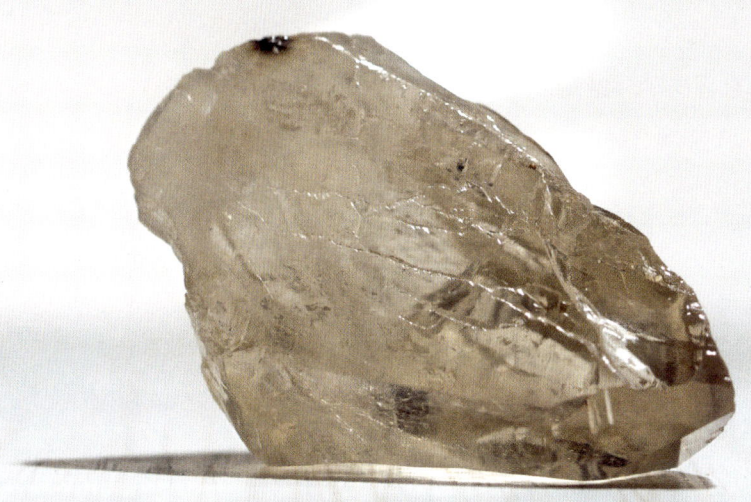

Der **Zitrin** sorgt dafür, dass wir uns mit allem Nötigen ausgestattet fühlen, um weiter in die richtige Richtung zu gehen. Er ist ein wahres Kraftpaket an Entschlossenheit und hilft uns, Sicherheit und Gewissheit auszustrahlen.

ZUVERSICHTLICH

Zuversicht ist die Emotion, die das Selbstvertrauen perfekt ergänzt. Sie ist die Überzeugung, dass das, was wir tun, zumindest bis zu einem gewissen Grad von Erfolg gekrönt sein wird. Sind wir zuversichtlich, fällt es uns leichter, konstruktive Kritik anzunehmen und sie als wertvolles Informationswerkzeug zu nutzen, das uns zu persönlichem Wachstum führt.

Rubin
Der Rubin durchwirbelt uns und beseitigt dabei energetischen Abfall, der uns möglicherweise in unserem Drang nach vorn bremst. Die vitale Energie des Steins umhüllt unser Wesen mit einem wirkungsvollen »Dünger«, der uns zu einer überzeugten und zuversichtlichen Haltung ermutigt.
Passende Übung: Berührungsübung

Schwarzer Turmalin
Der Schwarze Turmalin kann negatives Denken in positives umwandeln und lehrt uns ganz hervorragend, wie wir mit der Kraft der Visualisierung Zuversicht entwickeln können. Der Stein ermutigt uns dazu, als unser wahres, zuversichtliches Selbst zu erblühen. Der unterstützende Gefährte verhilft uns durch das Loslassen dessen, was uns in unserem Leben nicht mehr dienlich ist, zu neuen Fähigkeiten.
Passende Übung: Bewusstes Träumen mit dem Heilstein

Galenit (Bleiglanz)
Der Galenit weckt unsere innere Stärke. Vorausschau wandelt er in Taten um, wodurch ein stabiles Fundament entsteht, auf dessen Basis wir zuversichtlich wachsen können. Die unterstützende Schwingung dieses Steins lässt uns gut über uns selbst sprechen und auf unsere Fähigkeiten vertrauen.
Passende Übung: Tagebuchübung

Regenbogenobsidian
Dieser Stein beseitigt die Hindernisse an der Oberfläche, damit wir uns freier bewegen können. Der Regenbogenobsidian lässt uns die verschiedenen Schichten der Realität durchschauen; er erzeugt Veränderung, indem er uns auf die verborgenen Aspekte unserer selbst, die der Heilung bedürfen, blicken lässt.
Passende Übung: Core-Meditationsübung

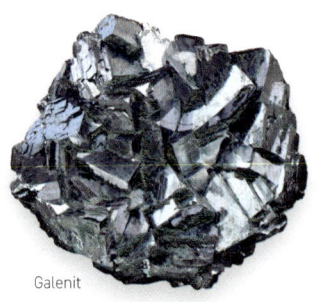
Galenit

Wirkmächtige Kombinationen
Rubin + Grüner Kyanit
Obsidian + Schwarzer Turmalin
Galenit + Malachit

WEITERE
HEIL-
STEINE

Jade

Malachit

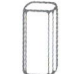
Grüner Kyanit

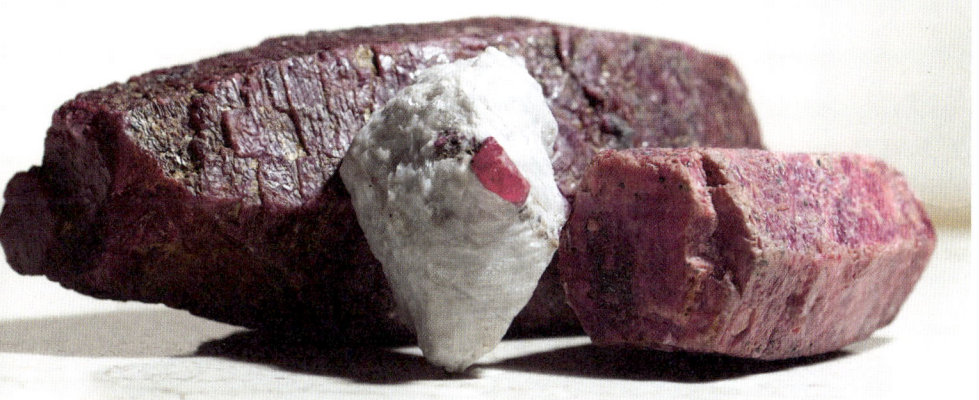

Die durchsetzungsstarke Energie des **Rubins** strahlt Kraft und Stabilität aus. Sie hilft uns dabei, unsere Träume auf einem gesunden und soliden Fundament aufzubauen.

PASSIONIERT

Die Leidenschaft hat einen direkten Einfluss auf unsere emotionale Vitalität, sie lehrt uns, aufzublühen und zu gedeihen, statt lediglich zu überleben. Sie ist das grüne Licht, das uns bestätigt, auf dem richtigen Weg zu sein; sie ermutigt uns dazu, unserem Herzen zu folgen. Gestatten wir es der Leidenschaft, sich organisch zu entfalten, können wir den Überschwang, den sie mit sich bringt, feiern.

Mandarinenkristall

Der Mandarinenkristall sorgt dafür, dass wir uns mit ganzem Herzen unserer Leidenschaft widmen. Seine feurige Energie verbindet uns mit unserem inneren Kind und erzeugt einen regelrechten Energiestrudel, in dem wir das Gefühl haben, Zeit existiere nicht. Der Stein lässt uns mit sorgloser, freudvoller Unschuld ganz in unserer Glückseligkeit sein.
Passende Übung:
Bewegungsmeditation

Imperial-Topas

Dieser Stein lädt uns mit der Energie, die uns leidenschaftlich unsere Wünsche verfolgen lässt. Er steigert unsere Fähigkeit, uns das, was wir uns wünschen, herbeizuträumen. Der Imperial-Topas verhilft zu einem starken Willen und beständiger Anstrengung.
Passende Übung: Bewusstes Träumen mit dem Heilstein

Karneol

Der Karneol beseitigt Stück für Stück alles, was unsere Verbindung zu unserer Leidenschaft blockiert. Er lässt uns die Schönheit in allen Teilen unseres Selbst erkennen. Gleichzeitig verhilft er uns zu einer gesunden Balance, damit unsere Leidenschaft nicht zur Obsession wird.
Passende Übung:
»Klang und Stein«

Almandin (Eisentongranat)

Dieser Stein hilft uns dabei, die Unfähigkeit, der eigenen Leidenschaft Ausdruck zu verleihen, zu überwinden. Er erleichtert das Friedenschließen, wenn wir das Gefühl haben, vom Leben unserer Leidenschaft abgehalten zu werden. Zudem ermutigt er uns dazu, neue Wege zum Ausdruck unserer Leidenschaft zu finden, damit wir uns selbst neuen Atem einhauchen können.
Passende Übung: Tagebuchübung

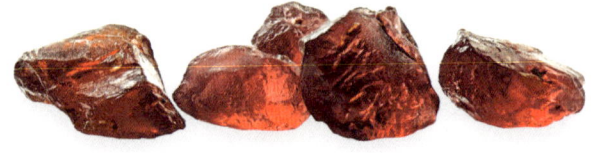

Almandin

Wirkmächtige Kombinationen	Mandarinenkristall + Karneol Imperial-Topas + Vanadinit

WEITERE HEIL-STEINE

Vanadinit

Tigereisen
(Schichten
von Tigerauge,
Hämatit und
Rotem Jaspis)

Brauner
Opal (keine
Kristallstruktur)

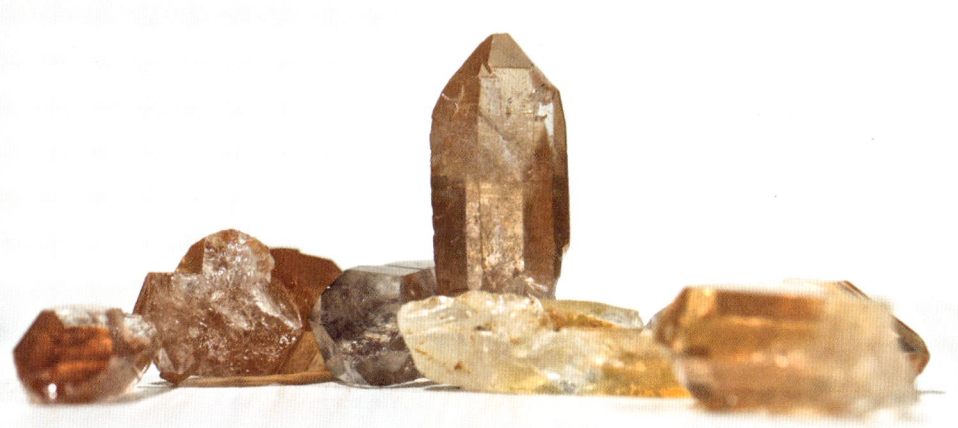

Der **Mandarinenkristall** hilft beim Heilen alter emotionaler Wunden, die durch fehlgeleitete Urteile anderer entstanden sind und uns möglicherweise daran hindern, unseren Wünschen zu folgen.

SINNLICH

WEITERE HEIL-STEINE

Blauer Topas

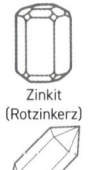
Zinkit (Rotzinkerz)

Blauer Kalzit

Sinnlichkeit ist mit Lust, den Sinnen und dem Kontakt zu sich selbst verbunden. Sie beschwört Schönheit, Anmut und Ausdrucksfreiheit herauf. Sinnliche Erfahrungen ermutigen uns dazu, langsamer zu machen, weicher zu werden und uns uns selbst zu schenken. Die Sinnlichkeit kann ein Gefühl des tieferen Wissens erwecken und uns fragen, was wir wollen.

Rhodochrosit
Der Rhodochrosit regt unsere Bereitschaft an, unsere sinnliche Seite auszuleben. Er lehrt uns Body Positivity, Selbstliebe und die Verehrung des eigenen heiligen Gefäßes. Die sanfte Frequenz des Steins zentriert Herz und Geist, damit wir uns entspannen können – in der Gewissheit, mit größerer Freiheit erkunden zu können.
Passende Übung:
Core-Meditationsübung

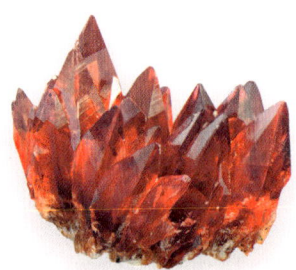
Rhodochrosit

Orangefarbener Kyanit
Dieser Stein verleiht unserer sinnlichen Natur Verspieltheit. Er führt uns zu Selbstfürsorge und steigert nötigenfalls den Sexualtrieb. Der Orangefarbene Kalzit aktiviert die unteren Chakren, um unseren sexuellen Ausdruck und unsere Lust zu energisieren.
Passende Übung:
Bewegungsmeditation

Shiva Lingam
Der Stein fördert die Sinnlichkeit durch die Freude an der Körperlichkeit. Seine Wärme und Sicherheit schützen uns, gleichzeitig gestattet er es uns, verletzlich zu sein. Er channelt die uralte Kundalini-Energie und aktiviert die energetischen Systeme des Körpers.
Passende Übung:
»Klang und Stein«

Feueropal
Der Feueropal verkörpert das Gefühl der Euphorie und lässt uns mit allen Sinnen erkunden. Seine holografische Wirkung und seine Schönheit locken uns aus unserem schützenden Panzer und bieten uns Zugang zu unserer sinnlichen Natur. Seine Frequenz wirkt sich geradezu berauschend auf unsere Sinne aus und macht uns empfänglicher für die Vergnügungen des Lebens.
Passende Übung: Tagebuchübung

Wirkmächtige Kombinationen
Orangefarbener Kyanit + Shiva Lingam
Rhodochrosit + Feueropal
Blauer Kalzit + Shiva Lingam

BEGEISTERT

WEITERE HEIL-STEINE

Cinnabarit (Zinnober)

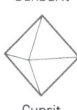
Danburit

Sind wir begeistert, stellt sich das intensive Gefühl der überbordenden Freude ein. Diese mächtige Emotion ergießt sich über unseren ganzen Körper, treibt uns in neue Höhen, lässt uns Neues lernen und fördert sowohl die Kreativität als auch die Offenheit dem Leben gegenüber. Das Gefühl stellt sich vor allem dann ein, wenn wir ein lang ersehntes Ziel erreicht haben; zudem inspiriert es andere.

Cuprit

Sternkalzit
Der Stein strahlt eine Energie aus, die alles um ihn herum erhebt. Er wirkt wie eine Energiedusche, fördert die freudige Erregung und hilft uns bei der Manifestationsarbeit, indem er die Konzentration aufrechterhält, die notwendig ist, um unsichtbare Träume greifbar zu machen.
Passende Übung:
Core-Meditationsübung

Bergkristall
Der Stein fasziniert jeden, der ihn berührt, und hilft uns beim Erreichen unserer Ziele. Wie ein Blitz kann er plötzlich eine neue Realität schaffen und einen Weg sichtbar machen, wo vorher keiner zu sehen war.
Passende Übung:
»Klang und Stein«

Diamant
Der Diamant zieht uns unwiderstehlich an, seine Frequenz sorgt für einen unaufhaltbaren Schwung. Der Stein ist schon lange ein Symbol und eine Initiationshilfe für Menschen, die eine höhere Ebene erreichen wollen.
Passende Übung:
Bewegungsmeditation

Moldavit
Der Moldavit demontiert konventionelle Regeln und eröffnet uns die Welt unendlicher Möglichkeiten. Der Stein ermutigt uns dazu, weit über den sprichwörtlichen Tellerrand hinauszusehen, und zeigt uns das unbegrenzte Potenzial, zu dem wir Zugang haben.
Passende Übung: Tagebuchübung

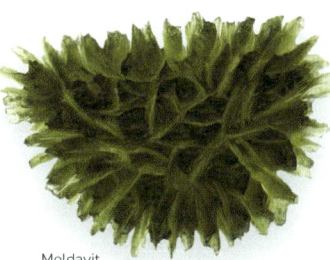
Moldavit

Wirkmächtige Kombinationen
Bergkristall + Cinnabarit
Sternkalzit + Bergkristall
Cuprit + Moldavit

Energetischer und transformativer Fluss

MUTIG

Sind wir mutig, haben wir das Gefühl, alles tun zu können; Mut verleiht uns die Bereitschaft und den Drang, uns für das einzusetzen, was wir wollen. Mutig zu sein ist die Fähigkeit, sich mit der Kraft, die Gefahr zu überwinden, über diese zu stellen. Gleichzeitig lehrt uns der Mut, uns unseren Ängsten zu stellen, damit wir sie besiegen können.

Kupfer

Der Energiestrudel des Kupfers initiiert die Reinigung unseres emotionalen Selbsts. Kupfer fordert uns auf, vorgefasste Meinungen, die uns behindern, aufzugeben, und schenkt uns den Mut, darauf zu vertrauen, dass uns das Universum in die richtige Richtung lenken wird.
Passende Übung:
»Klang und Stein«

Chrysokoll

Der Chrysokoll lenkt uns nach innen zu unserem Willenszentrum und möchte, dass wir Energie in unser Herz ziehen. Er öffnet das Herz für die Gnade, sodass wir unsere inneren Talente erkennen. Er ist der direkte Kanal zu unserer inneren Stimme und gibt uns den Mut, uns ganz auszudrücken.
Passende Übung: Tagebuchübung

Dioptas

Dieser Stein strahlt Durchhaltevermögen aus und belebt unser allgemeines Wohlbefinden neu. Er beendet Mangel und Erschöpfung. Haben wir das Gefühl, eine Niederlage erlitten zu haben, kann der Dioptas unsere mentale und emotionale Landschaft neu kalibrieren und uns den Enthusiasmus schenken, uns wieder zu bewegen und zu wachsen.
Passende Übung:
Berührungsübung

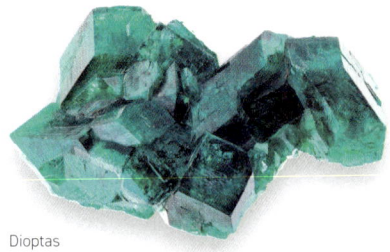
Dioptas

Rubin

Der Rubin hilft uns dabei, gefährliches selbstsabotierendes Verhalten zu erkennen; mit seiner machtvollen Energie lenkt er uns von Verhaltensweisen ab, mit denen wir nicht weiterkommen. Er schafft Platz in unserer emotionalen Landschaft und fördert, was wir erschaffen möchten.
Passende Übung: Bewusstes Träumen mit dem Heilstein

Wirkmächtige Kombinationen
Kupfer + Chrysokoll
Kupfer + Rubin
Grossular + Dioptas

WEITERE
HEIL-
STEINE

Aventurin

Grossular

Goldener
Labradorit

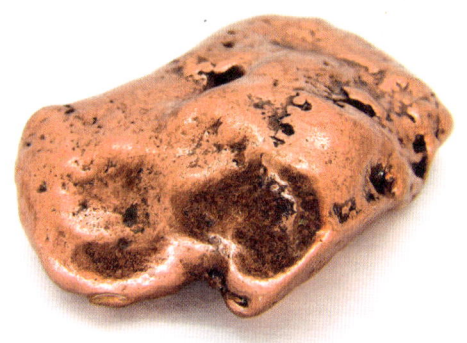

Kupfer ist ein mächtiger Leiter jeglicher Steinenergien, mit denen es gepaart wird. Es erhöht die energetischen Wirkungen und steigert den Fluss der Synchronizität in unserem Leben.

WÜTEND

Die Wut ist der Leibwächter der Empfindsamkeit. Häufig entsteht sie aus einer verborgenen Verletzung heraus: Um uns zu schützen, brüllen wir wie ein Löwe. Können wir die empfindliche Stelle ausmachen, die Ungerechtigkeit oder die Grenze, die überschritten wurde, können wir auch wieder aus dem Herzen heraus sprechen und handeln.

Schwarzer Turmalin

Dieser Stein kann Feindseligkeit umwandeln. Seine Fähigkeit, chaotische Energie zu zerstreuen, verankert uns wieder in unserem Herzen. Der Schwarze Turmalin stabilisiert aufgewühlte Gefühle, sodass wir sie objektiv betrachten können. Er verbindet uns wieder mit der natürlichen Frequenz der Erde und erzeugt so ein Gefühl der Wiedergeburt.
Passende Übung:
Core-Meditationsübung

Larimar

Die beruhigende Energie des Larimars glättet die Wogen der Wut, indem sie sie sanft durchdringt und Licht in unser Herz schickt. Sie schafft Raum, damit die Wut verrauchen und sich das Herz wieder öffnen kann. Der Stein lässt die Kommunikation vom Herzen, nicht vom Kopf aus fließen.
Passende Übung:
Berührungsübung

Kunzit

Der Kunzit löscht wie ein sanfter Regen liebevoll die Flammen der Wut. Rasch verbessert er unser emotionales Wohlbefinden und schenkt uns ruhige Klarheit. Er strukturiert Gedankenprozesse neu, vor allem Gedankenkarusselle, bei denen Gefühle lange nach dem ursprünglichen Auslöser stetig wiedergekäut werden.
Passende Übung:
Bewegungsmeditation

Grüner Turmalin

Der Grüne Turmalin ist der Stein der Reinheit und Liebe. Er spricht zum Herzen und öffnet die Kanäle unserer Verehrung der Natur. Der Stein setzt uns in der Wildnis unserer selbst ab und mildert damit die Wut. Der ruhige Heiler schafft uns eine Atempause in einem prekären emotionalen Zustand.
Passende Übung: Tagebuchübung

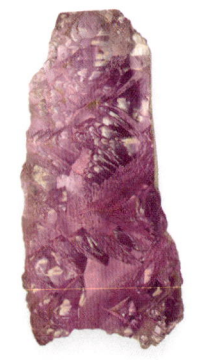

Kunzit

Wirkmächtige Kombinationen
Larimar + Grüner Turmalin
Kunzit + Rosenquarz
Mahagoni-Obsidian + Lepidolith

WEITERE HEILSTEINE

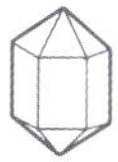

Rosa Turmalin (Rubellit)

Obsidian (keine Kristallstruktur)

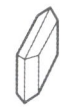

Lepidolith

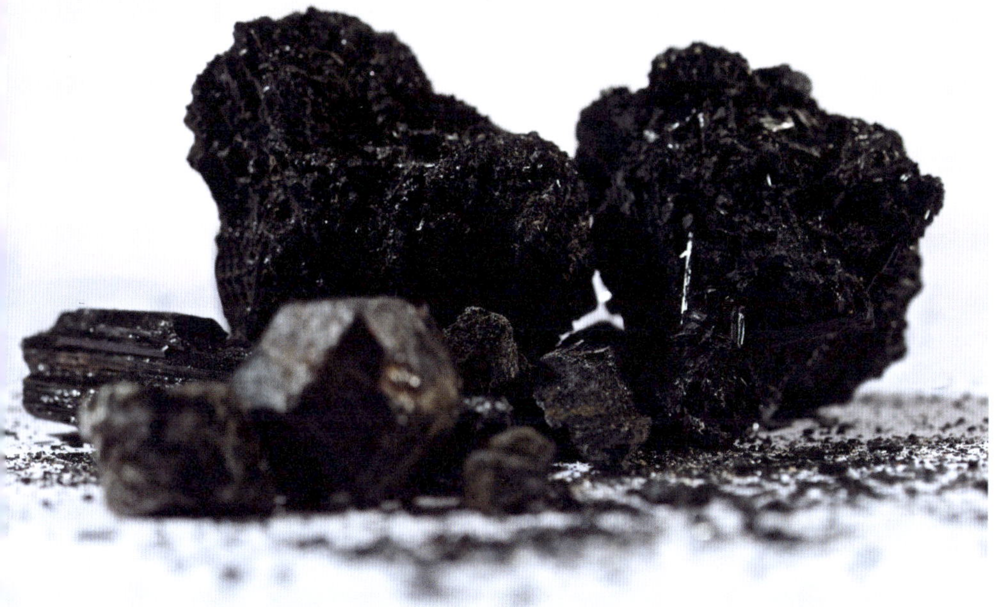

Der **Schwarze Turmalin** zieht Wut und Energie heraus – als schütte man Erde auf ein schwelendes Feuer. Er löst uns ausgesprochen effektiv von der Quelle der Heftigkeit oder des Aufruhrs los.

GEREIZT

Gereiztheit entsteht, wenn etwas unsere Homöostase stört, etwa wenn unsere Bedürfnisse nicht erfüllt werden, wir Schmerzen haben oder ein anderer unser Wohlbefinden missachtet. Manchmal liegen die Ursachen außerhalb unseres Einflussbereichs; dann können wir in Wut geraten oder sogar um uns schlagen.

Larimar

Der Larimar schenkt uns Geduld und Frieden – wie eine Brücke führt er uns von der Gereiztheit zur Ruhe. Sein Äußeres erinnert stark an die Energie, die er in sich trägt: die reinigende Kraft des stillen Ozeans. Der Stein verhilft uns zu den Fähigkeiten, die wir brauchen, um mit Stress und Angst umgehen zu können.
Passende Übung:
»Klang und Stein«

Amazonit

Mit sanfter Bestärkung hilft uns der Amazonit dabei, die Zügel der Kontrolle locker zu lassen. Mit seiner Hilfe können wir ungetrübt von Gereiztheit kommunizieren. Die mitfühlende Natur des Steins lässt uns klare und konstruktive Gespräche führen.
Passende Übung:
Berührungsübung

Danburit

Dieser Stein ist ein großer emotionaler Vermittler. Er verbindet unser höheres Selbst mit unserem Emotionalkörper und wirkt der Gereiztheit entgegen, indem er uns das zugrunde liegende Thema vor Augen führt. Durch ihn erhalten wir Führung von unserem höheren Selbst. Der Danburit lehrt uns, unseren inneren Weisen um Rat zu fragen.
Passende Übung: Tagebuchübung

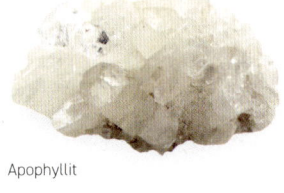
Apophyllit

Apophyllit

Der Apophyllit ist ein kluger und gütiger Lehrer. Sind wir gereizt, ungeduldig oder dabei, die Fassung zu verlieren, passt sich die Frequenz des Steins der Intensität unserer Gefühle an. Wie ein energetischer Strudel führt er uns zurück in die Strömung eines ausgeglichenen geistigen und emotionalen Zustands.
Passende Übung:
»Klang und Stein«

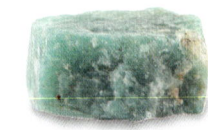
Amazonit

Wirkmächtige Kombinationen	Danburit + Apophyllit Larimar + Rosa Steinsalz Amazonit + Apophyllit

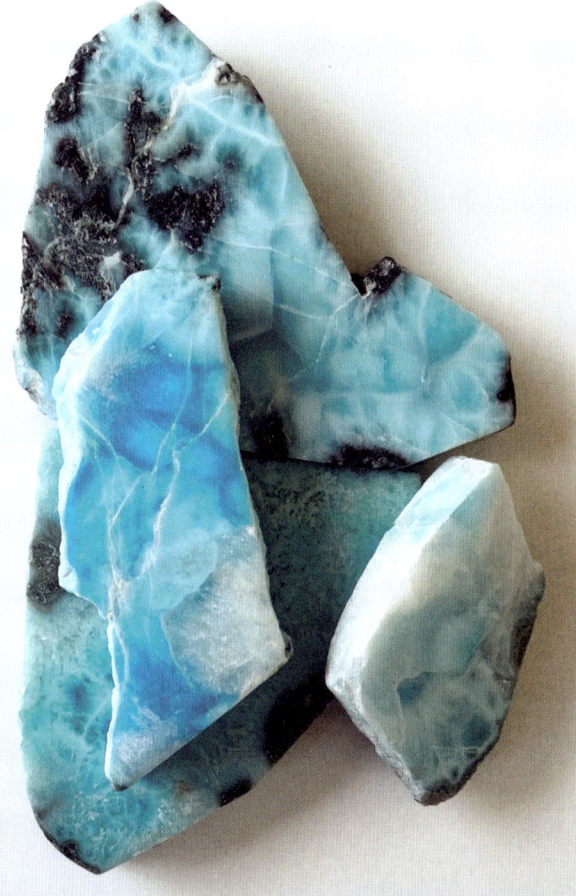

WEITERE HEILSTEINE

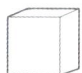
Rosa Steinsalz

Hemimorphit

Lithiumquarz

Der **Larimar** verströmt seine ruhige Energie über seine wunderschönen Blautöne und die kühle Oberfläche. Er weist uns den Weg zur Geduld und schenkt uns in aufreibenden Situationen Frieden.

BEDÜRFTIG

Mit Bedürftigkeit ist hier die Neigung gemeint, im Außen
nach Aufmerksamkeit, Trost und Verbundenheit zu suchen.
Diese Bedürfnisse haben wir als Menschen nun einmal, und sie sind auch wichtig;
allerdings kann aus ihnen auch eine ungesunde Abhängigkeit entstehen.
Werden sie nicht angemessen erfüllt, fühlen wir uns ängstlich,
unsicher oder allein gelassen.

Blauer Apatit

Die Energie dieses Steins ist die eines Freundes oder Vertrauten. Gehen wir in Resonanz mit dem Blauen Apatit, hilft er uns dabei zu erkennen, was hinter unserer Bedürftigkeit steckt und wie wir unsere Bedürfnisse erfüllen können.
Passende Übung: Tagebuchübung

Sodalith

Der Sodalith erinnert uns daran, uns zuerst um unsere eigenen Bedürfnisse zu kümmern, denn erst dann können wir anderen helfen. Er lehrt uns den effizienten Umgang mit inneren Ressourcen, damit wir Situationen und Beziehungen aus der Fülle, nicht aus dem Mangel heraus begegnen können. Der Stein beseitigt Unsicherheiten und Ängste und führt uns zur gesunden Selbstfürsorge.
Passende Übung: Berührungsübung

Obsidian

Dieses vulkanische Gesteinsglas hilft uns dabei, unsere Bedürfnisse zu verstehen und aufzuarbeiten. Der Obsidian schafft einen schützenden Raum, in dem wir mit bedürftigen Verhaltensweisen umgehen können, ohne Angst vor ihnen haben zu müssen. Er lehrt uns Wandlungsfähigkeit, Unabhängigkeit und Stärke. Durch ihn gelangen wir zu neuem Respekt unseren Bedürfnissen gegenüber.
Passende Übung: »Klang und Stein«

Sonnenstein

Der Sonnenstein wirft strahlendes Licht auf die Stellen in Körper, Geist und Seele, die unsere Aufmerksamkeit benötigen. Er aktiviert unsere persönliche Kraft und wandelt Mangel- in Fülledenken um. In puncto Beziehungen lehrt uns der Stein, Bitten direkt zu äußern; damit übt er auch Einfluss auf unser Gegenüber aus, das uns bereitwilliger entgegenkommt.
Passende Übung: Core-Meditationsübung

Sodalith

Wirkmächtige Kombinationen

Obsidian + Blauer Apatit
Obsidian + Sodalith
Obsidian + Sonnenstein

WEITERE HEIL-STEINE

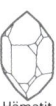
Hämatit
(Blutstein)

Morganit

Dravit

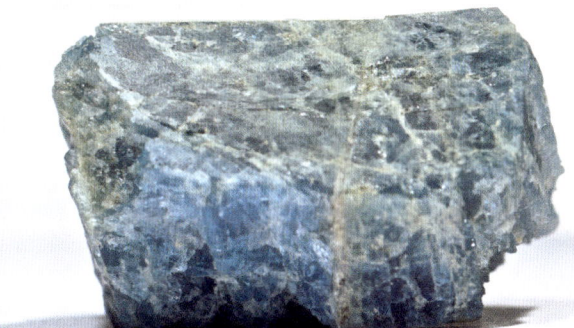

Der **Blaue Apatit** regt den Geist an und ermöglicht es uns, das, wonach wir uns emotional sehnen, in uns selbst zu erkennen.

POSSESSIV

Besitzergreifendes Verhalten entsteht aus dem Wunsch heraus, etwas oder jemanden zu kontrollieren. Da dies ständige Aufmerksamkeit fordert und Energie raubt, kann das Verhalten das, was wir uns eigentlich wünschen, gewissermaßen im Keim ersticken und unsere emotionale Landschaft ungesund dominieren.

Tigerauge
Dieser Stein lehrt uns, wie wir zu emotionaler Ausgeglichenheit gelangen können. Er zentriert den Emotionalkörper, damit wir uns mit unserer inneren Wahrheit verbinden können. Er hilft vor allem dabei, uns gedanklich und emotional auf Gefühle der Zuneigung zu konzentrieren.
Passende Übung:
Bewegungsmeditation

Blauer Kyanit
Der Blaue Kyanit macht uns von ungewollten Verhaltensweisen los, die zu viel Aufmerksamkeit und Energie kosten. Er kalibriert unser gesamtes Wesen neu, wie ein Lichtfunke, der die Wirbelsäule hinauf- und hinabwandert und dabei an verdichteten Stellen gefangene Emotionen freisetzt. Der Stein ist ein wahrer Geschenkgeber; er lehrt uns im Abschied von der Vorstellung, Kontrolle über Ressourcen, Menschen und Besitztümer zu erstreben, absolute Freiheit.
Passende Übung:
Core-Meditationsübung

Stilbit
Der Stilbit macht Körper und Geist weich. Er verhilft uns zu mentaler Klarheit hinsichtlich dessen, woran wir allzu krampfhaft festhalten. Seine Schwingung öffnet uns für die Möglichkeiten des Verstehens und der Toleranz. Gleichzeitig ermutigt er uns dazu, uns selbst näher kennenzulernen – ohne zu urteilen.
Passende Übung:
Berührungsübung

Sugilith
Der Stein löst alte Muster des Festhaltens auf, die uns emotionalen Schmerz bereiten könnten. Er gestaltet die Bereiche des Körpers neu, die durch Vergegenständlichung verletzt wurden. Der Sugilith lehrt uns Selbstfürsorge und das Wertschätzen der kleinen Dinge im Leben sowie der Dinge, die unter der Oberfläche verborgen liegen.
Passende Übung: Bewusstes Träumen mit dem Heilstein

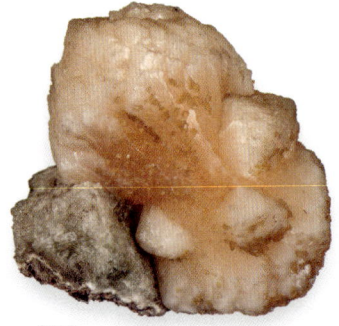

Stilbit

Wirkmächtige Kombinationen
Blauer Kyanit + Sugilith
Stilbit + Tigerauge
Stilbit + Sugilith

WEITERE
HEIL-
STEINE

Ozean-Jaspis

Opal

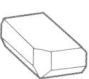
Bergkristall

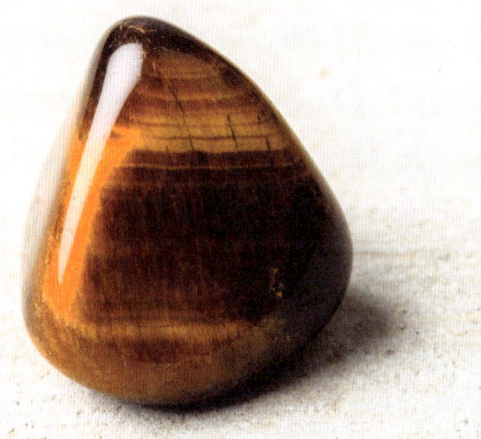

Die goldene Strahlkraft des **Tigerauges** ermöglicht es uns, unsere Energie neu auszurichten, sodass sie sich im Einklang mit unserer wahren Natur befindet.

FRUSTRIERT

WEITERE HEIL-STEINE

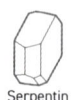
Serpentin

Schneeflocken-obsidian (keine Kristallstruktur)

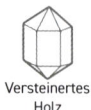
Versteinertes Holz

Zu Frustration kommt es, wenn ein übermächtiges Gefühl auf Stagnation trifft – wir verspüren einen Drang, der sich aber nicht in Bewegung in Richtung eines Ziels umsetzen lässt. Haben wir das zugrunde liegende Problem erst erkannt, das Ziel klar vor Augen und den Frust in Handlung umwandeln können, löst sich die Blockade und es geht endlich wieder voran.

Aquamarin
Auf die leicht dahinfließende Energie des Aquamarins können wir zählen, wenn wir ruhiger werden müssen. Das Werkzeug der Kontemplation und Reflexion hilft uns, die Außenperspektive des Beobachters einzunehmen. Der Stein ermöglicht die gute Kommunikation gesunder Grenzen.
Passende Übung:
Core-Meditationsübung

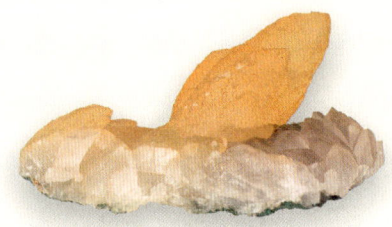
Hundezahnkalzit

Hundezahnkalzit
Die Energie dieses Steins lässt die Frustration in die Erde abfließen. Wie die Ringe eines Baums veranschaulicht der Hundezahnkalzit die Lektion des kontinuierlichen Wachstums. Er setzt neue Informationen in unser Gewahrsein frei und ermöglicht so einen Perspektivenwechsel. Von einer hohen Warte aus ermöglicht er Einblick in die Bereiche, die zum Wachstum Veränderung brauchen.
Passende Übung:
»Klang und Stein«

Amethyst
Der Amethyst befreit den Geist von der Geschichte, die Chaos verbreitet; er fungiert als »Fahrstuhl« zwischen Herz und Kopf und stärkt die emotionale Intelligenz. Seine Schwingung führt von der Starrheit zur Reinheit des Herzens; er ermöglicht die sanfte Vorwärtsbewegung, durch die Frustration überwunden wird.
Passende Übung:
Berührungsübung

Wirkmächtige Kombinationen
Aquamarin + Amethyst
Serpentin + Amethyst
Serpentin + Hundezahnkalzit

NACHTRAGEND

WEITERE HEIL-STEINE

Rosa Kalzit (Manganokalzit)

Bernstein (keine Kristallstruktur)

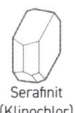
Serafinit (Klinochlor)

Sind wir nachtragend, haben wir das Gefühl, etwas sei ungerecht oder wir würden nicht ausreichend wertgeschätzt. Die Emotion trübt unsere Fähigkeit, wahrhaft glücklich zu sein. Schmerz und Bitterkeit führen uns immer wieder zu alten Wunden zurück; so gelingt es uns nicht, die Gegenwart als Möglichkeit, neue, positive Erfahrungen zu schaffen, anzuerkennen.

Rubin

Nachtragende Gefühle sind wie Knoten in einer Schnur, und der Rubin kann diese Knoten lösen, damit die Energie wieder frei fließen kann. Er entfacht die Lebenskraft und befreit den Körper von Stagnation. Der Stein schwemmt aus und reinigt, nach der Arbeit mit ihm fühlen wir uns besser als zuvor.
Passende Übung:
Bewegungsmeditation

Grüner Turmalin

Dieser Stein strahlt Liebe aus. Sind wir betrübt, ruft uns der Grüne Turmalin dazu auf, tief in unser Herz zu gehen. Er hilft uns zu erkennen, wo wir von nachtragenden Gefühlen geblendet wurden. Er macht uns ganz und zeigt uns, welche wertvollen Mitglieder der Familie oder Gemeinschaft wir sind.
Passende Übung:
Core-Meditationsübung

Lepidolith

Der Lepidolith ermöglicht es uns, uns leichten Herzens von nachtragenden Gefühlen zu verabschieden. Der Stein kann in schwierigen Situationen dabei helfen, nicht nachtragend zu sein. Er lässt uns ins Herz einer Situation vordringen, und zwar ohne das Gepäck, das uns in die Situation gebracht hat. Der Lepidolith bietet uns Akzeptanz an und öffnet die Kehle für eine klare Kommunikation voller Liebe.
Passende Übung:
Berührungsübung

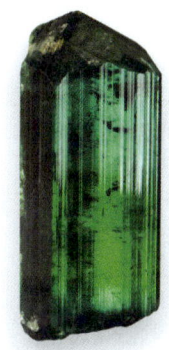
Grüner Turmalin

Wirkmächtige Kombinationen
Rubin + Rosa Kalzit
Grüner Turmalin + Lepidolith

KAPITEL 5

HEILSTEINE FÜR INTUITIVERE EMOTIONEN

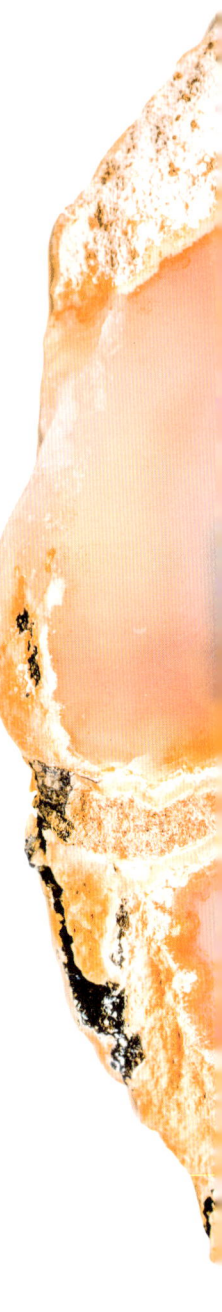

In diesem Kapitel werden Emotionen beschrieben, die mit den intuitiveren Aspekten unserer selbst verbunden sind. Mit manchen der zwölf folgenden emotionalen Zustände können wir möglicherweise weniger leicht in Kontakt treten – dann helfen die vorgeschlagenen Übungen dabei, sie über den entsprechenden Stein zu erreichen.

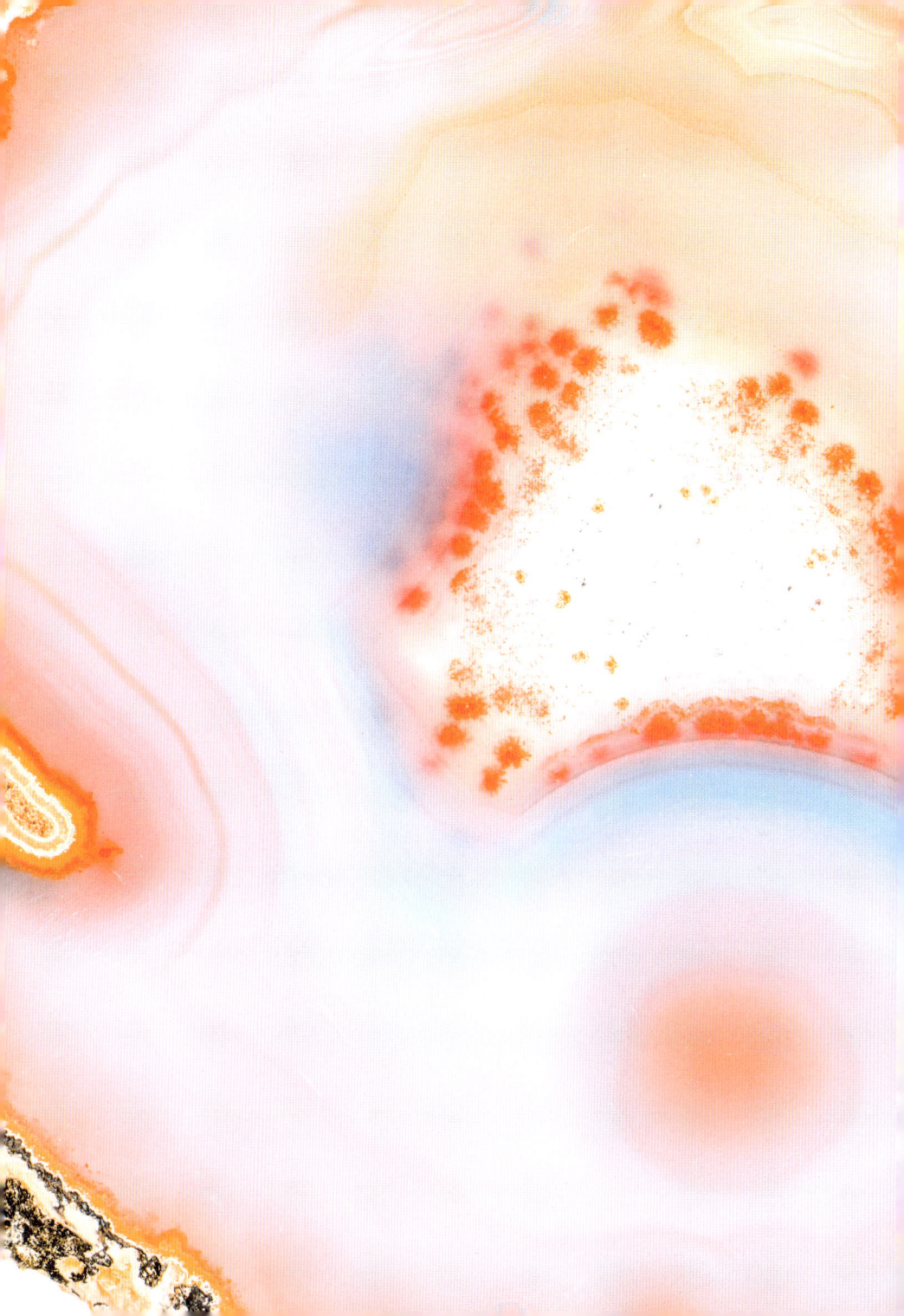

LIEBEVOLL

Die Liebe ist die stärkste, mächtigste, universellste Emotion, die der Mensch empfinden kann. Bedingungslose Liebe ist heilsam, umfassend und grenzenlos. Es gibt viele verschiedene Manifestationen der Liebe, und jede von ihnen zeichnet sich durch den schlichten Aspekt der Verbundenheit aus. Das Gefühl der Liebe erweckt den Körper energetisch und baut immer auf Vertrauen auf.

Rosenquarz
Der Rosenquarz ist einer der wichtigsten Liebesheilsteine. Fühlen wir uns von der Liebe getrennt oder nicht offen genug, sie zu empfangen, kann der Stein einen Funken entfachen, der das Herz aktiviert. Seine beharrliche Energie erweckt den Körper, der sich entspannen und der Freude der bedingungslosen Liebe hingeben kann.
Passende Übung:
»Klang und Stein«

Grüner Kalzit
Die Ruhe dieses Steins birgt die außergewöhnliche Heilintelligenz, die in die Erde und ihre Geschöpfe einprogrammiert ist. Der Grüne Kalzit hilft uns dabei, unsere Lebensziele zu erkunden, und verstärkt unsere Fähigkeit des Zuhörens. Seine Frequenz erinnert uns daran, stets in den Zustand der Liebe zurückzukehren.
Passende Übung:
Core-Meditationsübung

Kunzit
Die pulsierende Energie des Kunzits öffnet die Ventile zum Herzen, beseitigt Hindernisse und lässt die Liebe hineinströmen. Der Stein lässt uns das heilige Privileg des Lebens wieder wertschätzen. Er verlagert unsere Perspektive und erinnert uns daran, was wir mit der Welt teilen können, wie klein oder groß dies auch immer sein mag.
Passende Übung: Bewusstes Träumen mit dem Heilstein

Rosa Turmalin (Rubellit)
Die Energie dieses Steins übermittelt dem Gehirn die Botschaft, dem Herzen voll und ganz zu vertrauen. Der Rosa Turmalin kann Probleme »schrumpfen«, indem er sie in seinem ewigen Licht badet. Mit der Zeit lehrt uns der Stein, mit dem Herzen voranzugehen und mit dem Geist zu folgen, um so zentriert und ausgeglichen zu bleiben. Er bringt Trost an die Stellen, die durch alte Wunden des Misstrauens noch immer empfindlich sind.
Passende Übung:
Berührungsübung

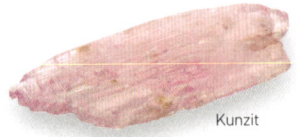

Kunzit

Wirkmächtige Kombinationen
Rosa Kalzit + Rosa Turmalin
Grüner Kalzit + Rosa Saphir
Rosenquarz + Kunzit

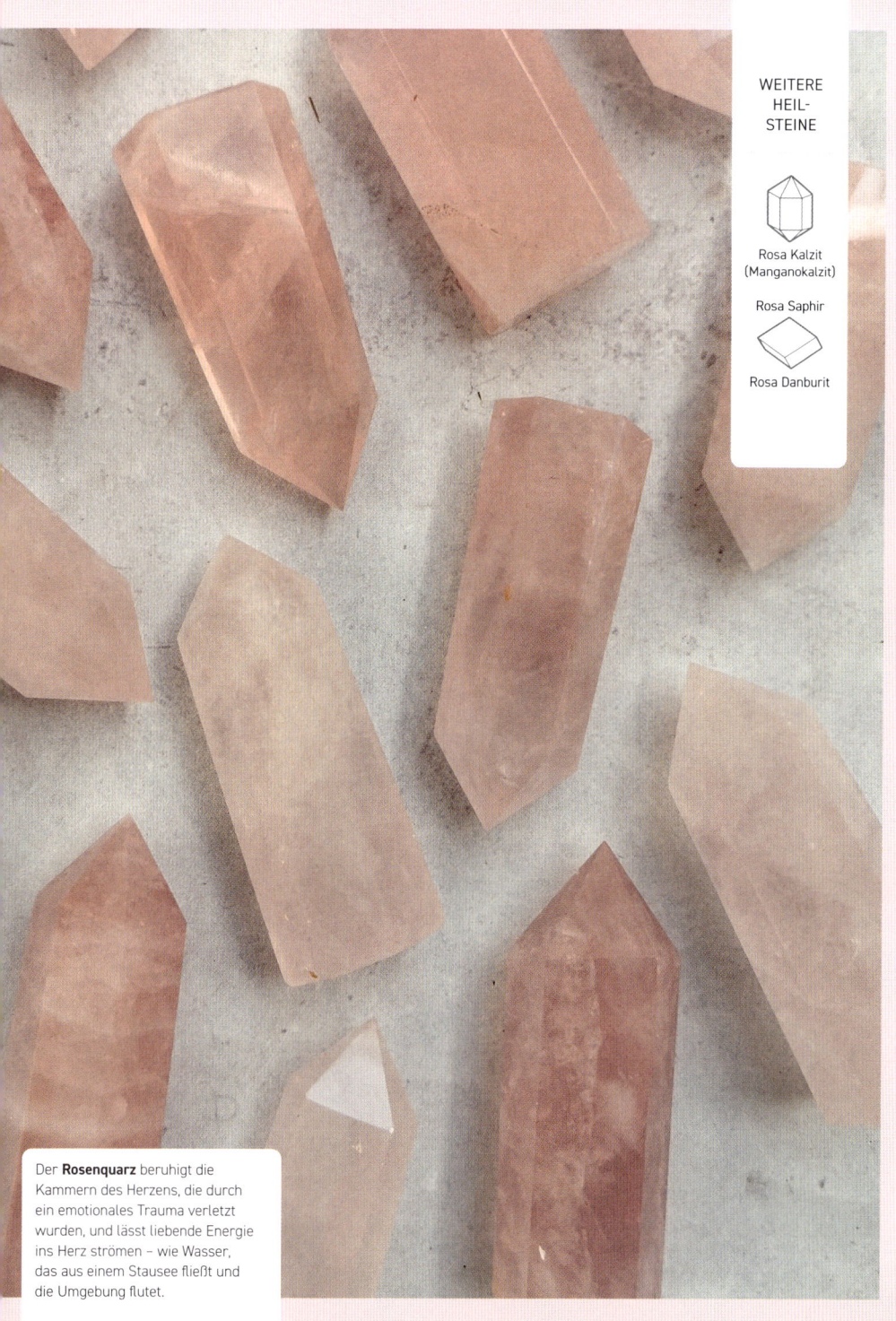

WEITERE HEILSTEINE

Rosa Kalzit (Manganokalzit)

Rosa Saphir

Rosa Danburit

Der **Rosenquarz** beruhigt die Kammern des Herzens, die durch ein emotionales Trauma verletzt wurden, und lässt liebende Energie ins Herz strömen – wie Wasser, das aus einem Stausee fließt und die Umgebung flutet.

EMPATHISCH

Empathie bedeutet die Fähigkeit zu verstehen, was ein anderes Lebewesen empfindet. Empathische Menschen sind sensibel und sich der Energien gewahr, die die Menschen um sie herum oder – allgemeiner – ihr Umfeld ausstrahlen. Manchmal allerdings spüren empathische Menschen diese Energien zu stark im eigenen Körper und nehmen die Schmerzen oder Traumata anderer regelrecht in sich auf.

Hemimorphit

Für übermäßig empathische Menschen ist der Hemimorphit ein wunderbarer Verbündeter. Er schwingt mit weiblicher Kraft und den Zyklen des Mondes und lehrt uns, uns auf die Macht der zyklischen Reinigung auszurichten. Er bringt uns Techniken bei, die verhindern, dass wir den Schmerz anderer in uns aufnehmen, und sorgt für Resilienz und Regeneration.
Passende Übung:
Berührungsübung

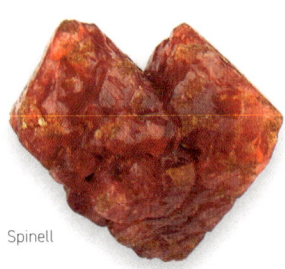
Spinell

Chrysanthemenstein

Dieser Stein ist ein Stein der Dualität, er verbindet die beiden Seiten einer Geschichte. Zögern wir, Empathie für jemanden oder etwas zu empfinden, ermöglicht uns der Chrysanthemenstein eine andere Perspektive. Er verbindet uns mit dem Wissen unseres Herzens, gleicht Kopflastigkeit aus und beseitigt Vorurteile.
Passende Übung:
»Klang und Stein«

Spinell

Der Spinell hat starke reinigende Eigenschaften und beseitigt durch negatives Denken verursachte Verdichtungen im Emotionalkörper. Gehen wir in Resonanz mit ihm, kommen wir mit unserem Selbstmitgefühl in Kontakt. Er hilft uns beim Erkennen von Emotionen, sodass wir uns unsere Energie selbst aussuchen können, sowie bei der Nicht-Anhaftung.
Passende Übung:
Core-Meditationsübung

Rosa Steinsalz

Das Steinsalz entgiftet den Mental- und Emotionalkörper. Sanft schwemmt es Dinge an die Oberfläche, damit sie beseitigt werden können. Die jugendliche Natur dieses Steins löst starres Denken auf, indem sie uns auffordert, mehr nach Gemeinsamkeiten als nach Unterschieden zu suchen.
Passende Übung:
Berührungsübung

Wirkmächtige Kombinationen
Rosa Steinsalz + Kobaltkalzit
Chrysanthemenstein + Hemimorphit
Lemurischer Kristall + Spinell

Der **Hemimorphit** öffnet uns für die in der Empfänglichkeit verborgene Kraft und schenkt uns die Fähigkeit, uns mit einem höheren Grad an Empathie für uns selbst zu verbinden.

WEITERE HEIL-STEINE

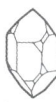
Rhodonit

Kobaltkalzit

Lemurischer Kristall

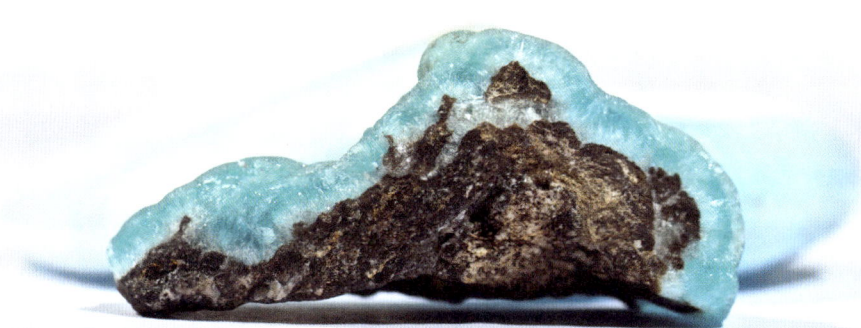

FRIEDVOLL

Innerer Frieden lebt, atmet und wächst innerhalb von Praktiken, die Geist, Körper und Seele nähren. Kultivieren wir den Frieden in uns, trägt uns dieser durch turbulente Zeiten und ist gleichzeitig die Welle, auf der wir reiten können, wenn wir dies wollen. So können wir uns auch in angespannten Situationen oder bei Konflikten unsere emotionale Ruhe bewahren.

Selenit (Marienglas)

Die Energie dieses Steins strebt nach Wohlbefinden. Sie schwingt im Einklang mit dem Geist, der Intuition und der Seele und bietet so einen geschützten Raum der Kommunikation, um sich mit der Intuition oder unseren Geistführern zu verbinden. Die hohe Schwingung des Selenits kann schweren energetischen Ballast klären und uns als wunderbarer Gefährte aufmuntern, wenn wir niedergeschlagen sind.
Passende Übung:
Bewegungsmeditation

Rosenquarz

Der Stein hilft uns, wenn unser innerer Friede Gefahr läuft, von äußeren Einflüssen zerstört zu werden. Die Energie des Rosenquarzes erfüllt unseren Emotionalkörper mit Gelassenheit und Heiterkeit. Seine rasch wirkende Frequenz wandelt Empfindsamkeit in Gewissheit.
Passende Übung:
Berührungsübung

Dioptas

Der Dioptas beseitigt selbst auferlegte Grenzen und macht uns so betäubte Bereiche unserer selbst zugänglich. Er schafft eine Öffnung, durch die wir an Energie gelangen können, und erhöht die Qualität dieser Energie. Unserem emotionalen Wesen verschafft er Erfüllung. Der Stein führt uns zu gesünderen Verhaltensweisen und allgemein zu Verbesserungen.
Passende Übung:
Core-Meditationsübung

Smaragd

Der Smaragd schwingt mit dem Thema der Beharrlichkeit. Er sitzt im Kern unseres Wesens und zeigt an, wo Wachstum nötig ist. Er verhilft unserem Emotionalkörper zu Frieden, indem er uns stärker mit den Frequenzen der Erde verbindet.
Passende Übung: Tagebuchübung

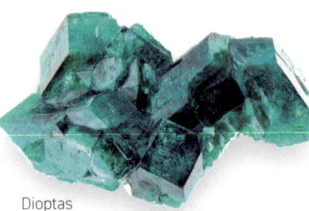
Dioptas

Wirkmächtige Kombinationen
Rosenquarz + Smaragd
Selenit + Hiddenit
Dioptas + Larimar

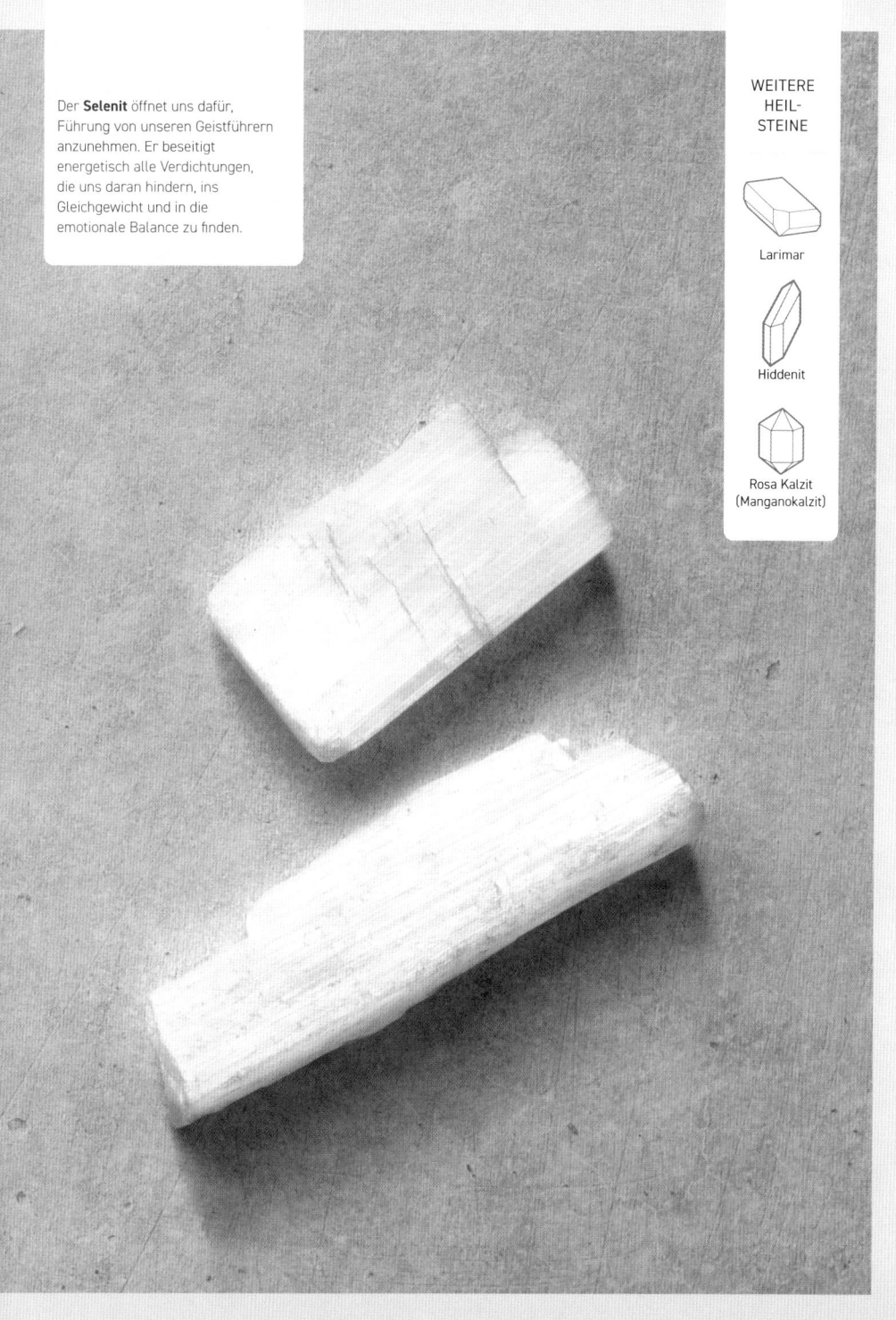

Der **Selenit** öffnet uns dafür, Führung von unseren Geistführern anzunehmen. Er beseitigt energetisch alle Verdichtungen, die uns daran hindern, ins Gleichgewicht und in die emotionale Balance zu finden.

WEITERE HEIL-STEINE

Larimar

Hiddenit

Rosa Kalzit (Manganokalzit)

FREUDVOLL

Wenn wir genau hinsehen, gibt es auch bei den kleinen Dingen des Lebens viel, an dem wir uns erfreuen können. Ein beiläufiger Akt der Freundlichkeit, mit einem geliebten Menschen zusammen lachen, eine Rechnung rechtzeitig bezahlen können – all dies ist ein Grund zur Freude. Konzentrieren wir uns auf die positiven Aspekte des Lebens, machen wir auch mehr freudvolle Erfahrungen.

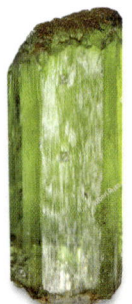

Hiddenit

Lepidolith
Fühlen wir uns vom Glück ausgeschlossen, flüstert uns der Lepidolith zu: »Bleib dran! Es lohnt sich!« Der Stein ist ein Schmeichler, er treibt uns voran, auch wenn wir auf Widerstände treffen oder aufgeben wollen. Er verweist uns auf unsere inneren Energiereserven und hilft uns beim Auffüllen unserer inneren Quelle, um unser emotionales Wohlbefinden zu fördern.
Passende Übung:
»Klang und Stein«

Hiddenit
Der Hiddenit baut unser Selbstvertrauen auf und verhilft der Unschuld dazu, sich auszudrücken. Er erinnert uns daran, das Leben nicht zu ernst zu nehmen und uns durch spontanes Spielen selbst aufzumuntern. Der Stein des Abenteuers inspiriert uns, uns mit der Freude des Wegs, nicht des Ziels zu verbinden.
Passende Übung:
Berührungsübung

Gold
Die Frequenz dieses Edelmetalls lässt uns Lebendigkeit ausdrücken und das Leben in vollen Zügen genießen. Gold ist ein Synonym für Fülle und lehrt uns, wie wir mit seiner großzügigen Botschaft mitschwingen können. Die Synergie von Gold und Steinen oder Mineralien wirkt sich ausgesprochen wohltuend auf den physischen und den Emotionalkörper aus.
Passende Übung:
Core-Meditationsübung

Chrysanthemenstein
Dieser Stein erinnert uns an die simplen Freuden des Lebens. Wir können in fast allem Schönheit finden, und sei es nur ein winziger Lichtstrahl an einem ansonsten dunklen Ort. Der Chrysanthemenstein hilft uns dabei.
Passende Übung:
Bewegungsmeditation

Wirkmächtige Kombinationen
Hiddenit + Gold
Lepidolith + Chrysanthemenstein
Lepidolith + Gold

Der **Lepidolith** beschert dem Geist einen Extraschub vorwärts ins Herz der Freude. Seine energetische Wirkung ist wie eine Vorschau auf kommende Zufriedenheit und bevorstehendes Glück.

WEITERE HEIL-STEINE

Chalzedon

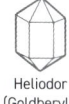
Heliodor (Goldberyll)

Zitrin

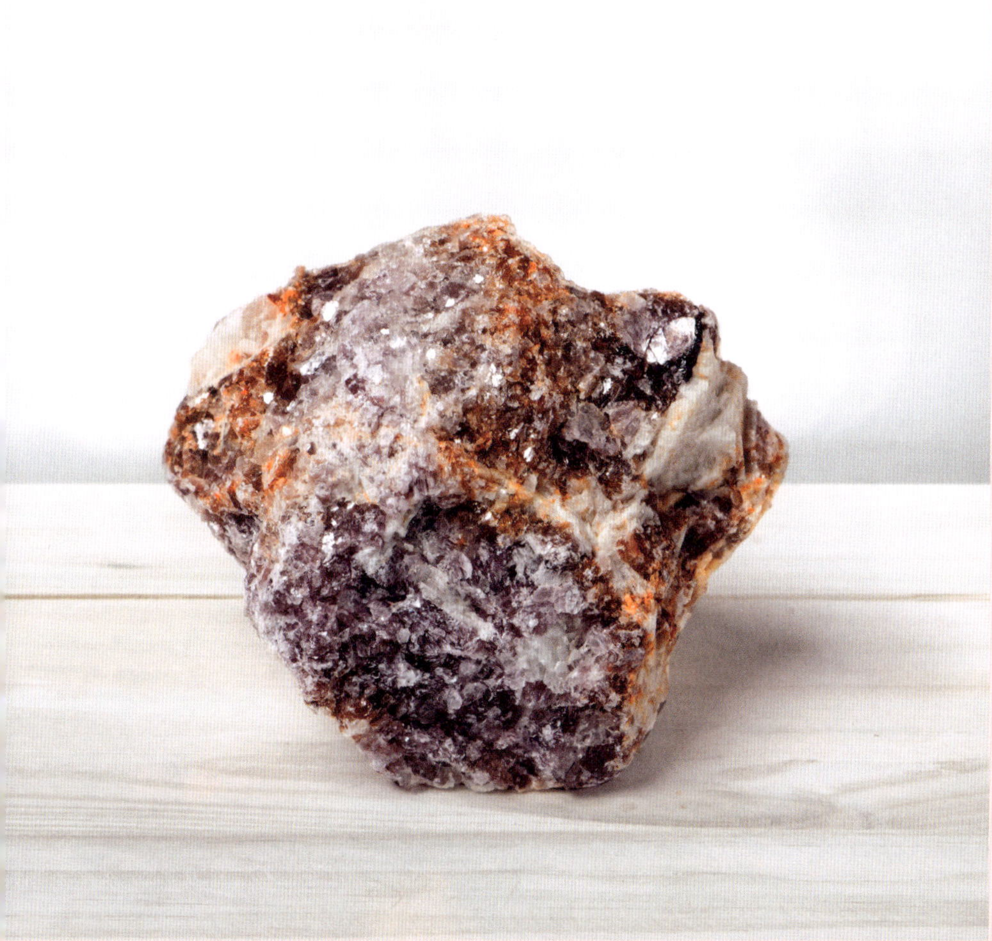

GLÜCKSELIG

Wer glückselig ist, hat das Gefühl, ganz oben zu sein, Glückseligkeit ist das Erleben reiner Euphorie. Es fühlt sich an, als hätte man unser Gewahrsein einem Feintuning unterzogen und die Synchronizitäten im Leben verstärkt. Wer glückselig ist, sieht in allem das Schöne, lebt sein bestmögliches Leben und feiert es in jedem Augenblick.

Mondstein

Der Mondstein ist ein sehr mystischer und mächtiger Heilstein, der uns bei unseren Lebenslektionen vorantreibt. Er lehrt uns die Dualität von Licht und Schatten und hilft uns dabei zu verstehen, wie diese Polaritäten zu einer ganzheitlichen Lebenserfahrung werden. Der Mondstein hält uns auf dem Pfad des persönlichen Wachstums und der Selbstneuerfindung; er beleuchtet höhere Standpunkte und verbindet uns mit höheren Zielen im Leben.
Passende Übung: Bewusstes Träumen mit dem Heilstein

Grüne Jade

Die Grüne Jade befindet sich in Resonanz mit Wohlstand und Glück. Sie bringt uns tief in unser Herzzentrum und steigert die Fähigkeit des Herzens, Liebe, Glückseligkeit und Freude zu empfangen. Der Stein enthüllt die wahre Natur der Fülle ohne Anhaftung an Materielles.
Passende Übung:
»Klang und Stein«

Ozean-Jaspis

Dieser Stein hat eine beruhigende Wirkung auf Geist, Körper und Seele, wenn sie voller Wut, Feindseligkeit oder Schmerz sind. Seine Frequenz verströmt Heiterkeit und Gelassenheit, die uns tiefenentspannen. Der Ozean-Jaspis lenkt unsere Aufmerksamkeit auf unser »Erdungskabel«, sodass wir verdichtete Energien an die Erde abgeben können. Der Stein öffnet die Türen, damit wieder Freude in unser Leben fluten kann.
Passende Übung:
Berührungsübung

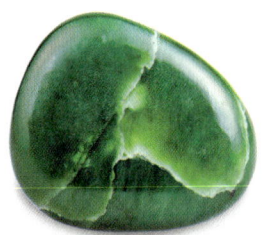

Grüne Jade

| **Wirkmächtige Kombinationen** | Türkis + Jade |
| | Blauer Apatit + Mondstein |

WEITERE HEILSTEINE

Sugilith

Blauer Apatit

Türkis

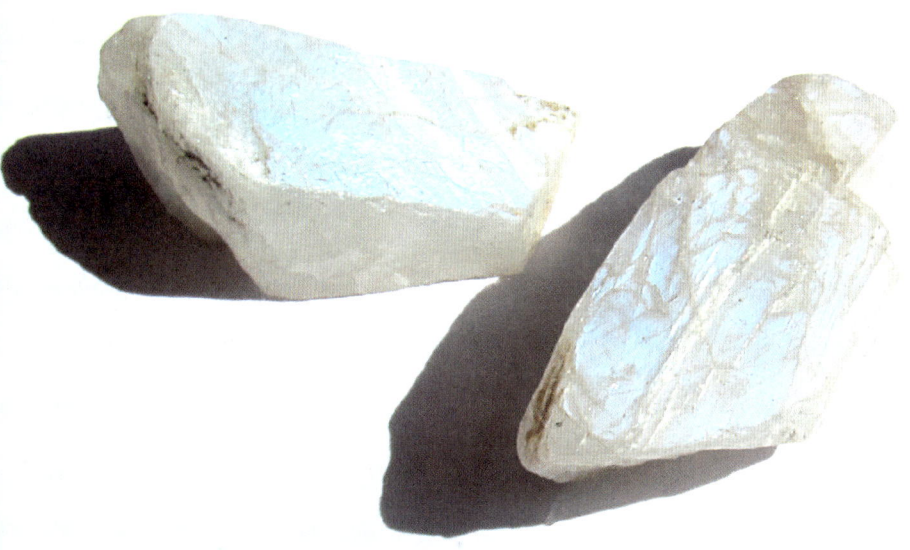

Der **Mondstein** erhebt uns mit der Energie der Freude und lädt die Synchronizität in unseren Alltag ein. Er bestätigt unsere Intuition und bestärkt uns darin, die Verbundenheit alles Lebendigen zu feiern.

MITFÜHLEND

Wer mitfühlend ist, kann die Dinge aus der Perspektive eines anderen sehen; das Mitgefühl lässt uns den unabweisbaren Drang verspüren, etwas zu tun, um anderen zu helfen. Empfinden wir Mitgefühl, wollen wir uns dafür einsetzen, das Leiden anderer zu lindern und ihnen die Last von den Schultern zu nehmen.

Rhodochrosit

Der Rhodochrosit lichtet den Nebel und lässt uns die Bereiche in uns selbst erkunden, denen es an Mitgefühl für uns selbst oder andere mangelt. Der Stein eröffnet neue Perspektiven und verleiht uns den Mut, zu handeln und uns in Vergebung zu üben. Er heißt uns, gewahr zu bleiben und immer wieder zur Liebe und (Selbst-)Akzeptanz zurückzukehren.
Passende Übung: Bewegungsmeditation

Grossular

Der Mentor oder Berater Grossular leitet uns an, die Veränderungen vorzunehmen, die nötig sind, damit wir ein mitfühlendes Leben leben können. Er lenkt uns in die richtige Richtung, um Ungerechtigkeiten zu beseitigen. Der Stein stärkt die Bande, die die Menschheit zusammenhalten.
Passende Übung: Bewusstes Träumen mit dem Heilstein

Serafinit (Klinochlor)

Dieser Stein nimmt uns mit auf eine Pilgerreise in die Tiefen unserer Seele, wo wir uns alle Aspekte unseres Lebens mit liebender Güte ansehen können. Er hilft uns dabei, unserer inneren Weisheit zu vertrauen und uns von Liebe und Mitgefühl führen zu lassen. Er sagt uns, dass niemand allein ist, und schenkt uns Unterstützung aus sichtbaren und unsichtbaren Quellen.
Passende Übung: Berührungsübung

Peridot

Der Peridot strahlt Hoffnung aus. Ist das Herz aufgrund eines Traumas oder gewohnheitsmäßigen Selbsthasses verschlossen, lindert er den Schmerz. Seine hellgrüne Farbe erzeugt einen wahren Wasserfall des Mitgefühls in uns und löst alte Muster auf. So programmiert er den Emotionalkörper neu.
Passende Übung: Tagebuchübung

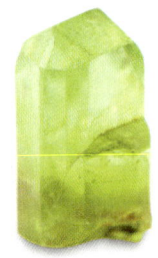

Peridot

Wirkmächtige Kombinationen	Peridot + Serafinit Rhodochrosit + Grossular

WEITERE HEILSTEINE

Honigkalzit

Rosa Turmalin (Rubellit)

Serpentin

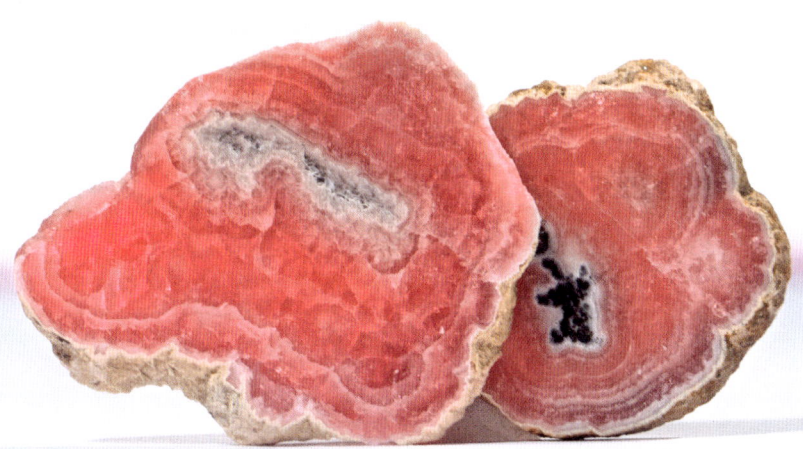

Mit seiner warmherzigen Kristallenergie nährt der **Rhodochrosit** unseren Emotionalkörper, insbesondere bei den Menschen, die dazu neigen, übermäßig harsch oder kritisch zu sich selbst oder anderen zu sein.

ENTTÄUSCHT

Sind wir enttäuscht, sind wir unglücklich darüber, dass sich unsere Hoffnungen und Absichten nicht realisieren lassen. Häufig hinterlässt dies den bitteren Nachgeschmack der Niederlage oder des Versagens, zudem kann das Gefühl der Enttäuschung unserer Resilienz, unserer geistigen, körperlichen und emotionalen Widerstandsfähigkeit, schaden. Das Gefühl fordert uns aber auch dazu auf, unsere Erwartungen auf den Prüfstand zu stellen.

Rote Koralle (Edelkoralle)

Die Rote Koralle fordert uns auf, tief unter die Oberfläche zu tauchen. Sie wirft Licht auf Verhaltensweisen, bei denen wir im Außen nach Glück suchen. Stattdessen, so lehrt uns die Koralle, sollen wir uns auf gewünschte Gefühle konzentrieren und mit Zuversicht darauf zugehen.
Passende Übung:
Bewegungsmeditation

Goldobsidian

Dieser Stein kann die emotionalen Wunden schließen, die die Enttäuschung verursacht hat. Die Energie des Goldobsidians schenkt uns ein Gefühl der Sicherheit und des Schutzes. Mit ihm können wir Wege um Hindernisse herum sehen, wenn diese unsere bevorzugten Pfade blockieren. Der Stein lehrt uns, Bedingungen aufzugeben, die wir an unsere Wünsche geknüpft haben, die uns jedoch am Erfolg hindern.
Passende Übung:
Berührungsübung

Imperial-Topas

Der Imperial-Topas entfacht das Feuer des persönlichen Willens, wenn der Wind die Kerze ausgeblasen hat. Die Feuerenergie dieses Steins ist wie ein Scheinwerfer auf verletzliche Bereiche gerichtet, die unsere Aufmerksamkeit benötigen. Haben wir Schwierigkeiten, unsere Ziele zu erreichen, schenkt uns der Imperial-Topas die Motivation, weiterzumachen und nicht aufzugeben.
Passende Übung:
Core-Meditationsübung

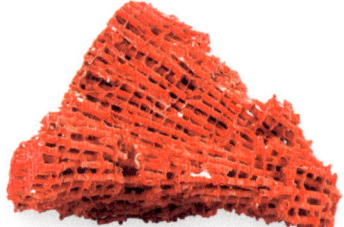

Rote Koralle

Wirkmächtige Kombinationen
Goldobsidian + Rote Koralle
Lapislazuli + Bernstein
Dravit + Goldtopas

WEITERE HEIL-STEINE

Bernstein (keine Kristallstruktur)

Dravit

Lapislazuli (keine Kristallstruktur)

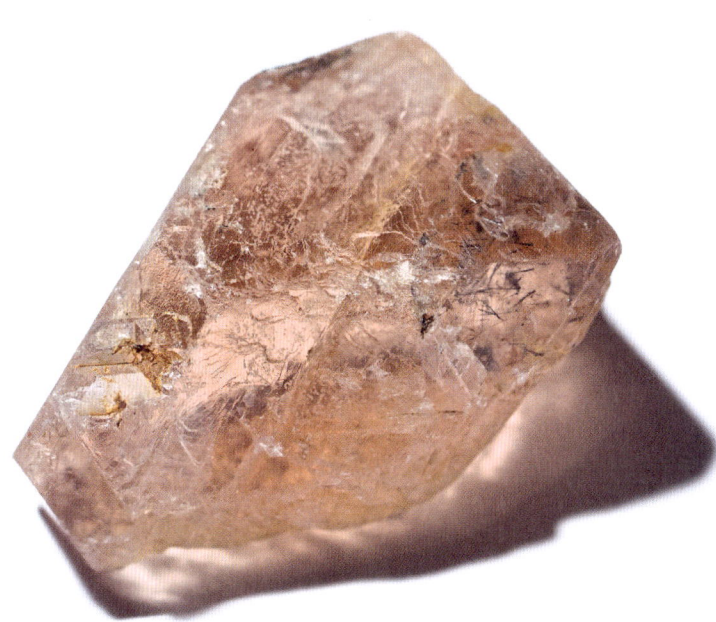

Der **Imperial-Topas** ist der Stein der Freude und des Entzückens. Mit seinem warmen Licht füllt er unseren Kelch des Glücks und der Zufriedenheit, der vielleicht schon fast leer war.

HOFFNUNGSLOS

Die Hoffnungslosigkeit entsteht aus zur Gewohnheit gewordenen negativen Denkmustern heraus, die bekräftigen, begünstigen oder vielleicht sogar »beweisen«, dass sich Umstände oder Situationen niemals ändern werden. Die Hoffnungslosigkeit isoliert uns und trennt uns von der Quelle der Schöpfung. Haben wir keine Hoffnung, fühlen wir uns in der Welt verloren und wissen nicht, wohin in der Gesellschaft oder Gemeinschaft wir gehören.

Schwarzer Kyanit

Dieser Stein macht die Last, die wir tragen, leichter. Rasch überträgt er seine Energie, geleitet das Alte hinaus und heißt das Neue willkommen. Er strahlt die Kraft der Wahrheit und Sicherheit aus und führt uns auf neue Daseinsebenen. Haben wir keine Hoffnung, eist uns der Schwarze Kyanit von negativen Gedankenmustern los und bietet uns Schutz, der uns das positive Denken erleichtert.

Passende Übung:
Bewegungsmeditation

Mondstein

Der Mondstein lädt uns dazu ein, über den Sinn des Lebens nachzudenken. Er kann Licht auf Bereiche werfen, die lange vernachlässigt wurden, und ermöglicht es uns, ohne Angst mit unserem Schattenselbst zu arbeiten. Er zieht Schönheit und Freude in unser Leben, durch ihn können wir uns ganz zeigen.

Passende Übung:
Core-Meditationsübung

Grüner Fluorit

Dieser Stein macht Schluss mit dem ewigen Wiederkäuen von Gedanken und gestattet es uns, spielerisch und kreativ zu sein. Der Grüne Fluorit hilft uns beim Erreichen unserer Ziele. Fühlen wir uns hoffnungslos und ungenügend, erinnert er uns daran, dass die tiefgreifendsten Veränderungen mitunter in den chaotischsten Zeiten stattfinden.

Passende Übung: Bewusstes Träumen mit dem Heilstein

Galenit (Bleiglanz)

Der Galenit ist ein wahres Kraftpaket an Weisheit und ausgezeichnet darin, uns aus der Negativität zu reißen. Er kann uns zur nächsten Stufe unserer Heilreise führen, sodass wir uns wieder vorwärtsbewegen. Der Stein hilft beim Reparieren der Teile des Emotionalkörpers, die durch ein emotionales Trauma beschädigt wurden. Zudem erinnert er uns daran, dass wir uns jederzeit Hilfe holen können.

Passende Übung:
»Klang und Stein«

Wirkmächtige Kombinationen	Mondstein + Hämatit
	Galenit + Rosenquarz

WEITERE HEILSTEINE

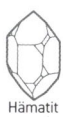

Hämatit
(Blutstein)

Versteinertes
Holz

Rosenquarz

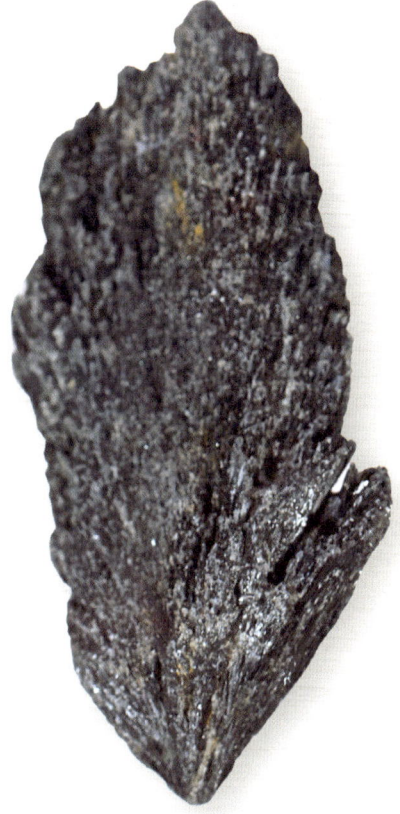

Der **Schwarze Kyanit** lockt uns aus dunklen Orten im Geist hervor und katapultiert uns in die Umlaufbahn einer neuen Realität der Möglichkeiten.

TRAUERND

Die Trauer ist der emotionale Prozess, durch den wir von Verlusten jeglicher Art heilen können. So können wir beispielsweise den Verlust eines geliebten Menschen betrauern, durch Trauer ein Trauma bewältigen oder sogar um eine verloren gegangene Identität trauern, einen Teil unseres Lebens, der nicht mehr da ist.

Aquamarin
Der emotional stark aufgeladene Aquamarin trägt die Energie des Ozeans oder bewegten Gewässers in sich. Der Stein gewährt uns den Raum, allein zu sein und Verluste zu betrauern. Er tröstet ein gebrochenes Herz so, wie wunderschöne Musik es vermag. Der Aquamarin öffnet uns dafür, die Hilfe anderer bereitwilliger anzunehmen.
Passende Übung:
Berührungsübung

Rosenquarz
Die tröstliche Energie des Rosenquarzes hilft uns dabei, uns so sicher zu fühlen, dass wir loslassen können, was uns schwer auf dem Herzen liegt. Der Stein ist in Zeiten tiefer Trauer ein wundervoller Gefährte und lässt uns akzeptieren, was wir nicht kontrollieren können. Er öffnet Bereiche im Emotionalkörper, die unserem wahren Ausdruck der Trauer entgegenwirken, verhindert jedoch, dass wir von der Trauer überwältigt werden.
Passende Übung:
»Klang und Stein«

Smaragd
Mit seiner Energie der Neugeburt führt uns der Smaragd aus Gefühlen der Trauer und des Kummers heraus. Er lässt uns wieder leben und die Verbundenheit mit allem Lebendigen spüren. Zudem hilft uns der Stein dabei, zur Liebe zurückzukehren.
Passende Übung:
Core-Meditationsübung

Rosa Steinsalz
Rosa Steinsalz besitzt die reinigende Kraft des Ozeans. Es ermutigt uns dazu, ihm den Kummer, der auf unserem Herzen lastet, zu übergeben. Seine Schwingung spült tröstend über den Emotionalkörper hinweg, wie Wasser, das Worte im Sand wegspült. Danach fühlen wir uns viel leichter.
Passende Übung:
Berührungsübung

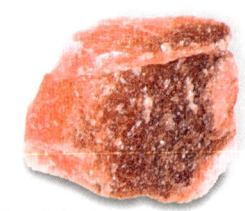

Rosa Steinsalz

Wirkmächtige Kombinationen
Rosenquarz + Schwarzer Turmalin
Gold + Smaragd
Rosa Steinsalz + Aquamarin

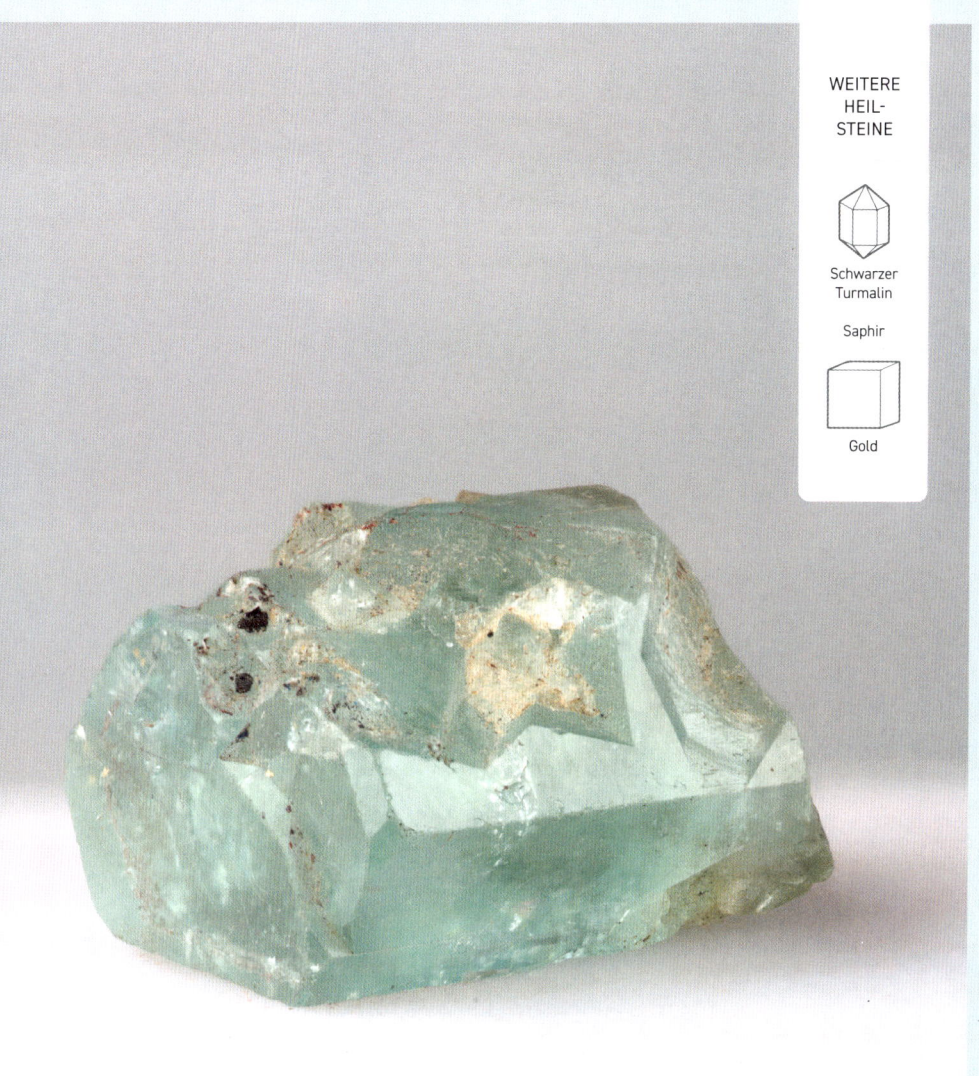

WEITERE HEIL-STEINE
Schwarzer Turmalin
Saphir
Gold

Der **Aquamarin** beschwört die Fähigkeit des Loslassens herauf. Der Stein vermittelt uns ein gesundes Gefühl der Erleichterung, das wir in der Kraft des Loslassens finden können.

BESCHÄMT

Scham ist eine klein machende Emotion, bei der ein Misslingen
an irgendeinem gesellschaftlichen Standard gemessen wird.
Begleitet wird sie durch Gefühle des Unwürdigseins oder Nicht-genug-Seins.
Die Selbstvorwürfe, die mit der Scham einhergehen, sind anstrengend
für die Seele und führen häufig dazu, dass wir uns am liebsten
unsichtbar machen würden.

Pyrit (Katzengold)

Der Pyrit holt uns dort ab, wo auf unserer Heilreise wir uns gerade befinden. Er hilft uns dabei, uns die Risse in unserem Fundament genauer anzusehen. Sollte Scham einer dieser Risse sein, verleiht uns der Stein Kraft und Mut, der Scham mit Liebe aus dem Kern unseres Wesens zu begegnen. Der Pyrit führt uns unser Potenzial vor Augen, steigert unser Selbstgewahrsein und zeigt uns einen neuen Weg im Leben.
Passende Übung: Bewusstes Träumen mit dem Heilstein

Stibnit

Der Stibnit ist die Schnellstraße zur Wahrheit. Er besitzt die einzigartige Fähigkeit, Falschheit auszulöschen und die Dinge so zu zeigen, wie sie wirklich sind. Er schenkt uns den Mut, ohne emotionale Anhaftung zu (eingebildeten) Unzulänglichkeiten zu stehen.
Passende Übung: Berührungsübung

Mahagoni-Obsidian

Dieser Stein lehrt uns, die Selbsterkundung zu genießen und die Schönheit in unserem Inneren anzuerkennen. Er streckt die Scham wie mit einem Schwert nieder und führt uns ihre Ursache klar vor Augen. Der Mahagoni-Obsidian durchbricht den Teufelskreis negativer Denkmuster und lädt uns dazu ein, mit ganzem Herzen an uns selbst zu glauben und uns auf unseren Wert zu konzentrieren.
Passende Übung: Core-Meditationsübung

Stibnit

Wirkmächtige Kombinationen	Stibnit + Lepidolith Azurit + Mahagoni-Obsidian + Lemurische Jade

WEITERE HEIL-STEINE

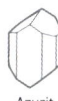
Azurit

Lemurische Jade

Lepidolith

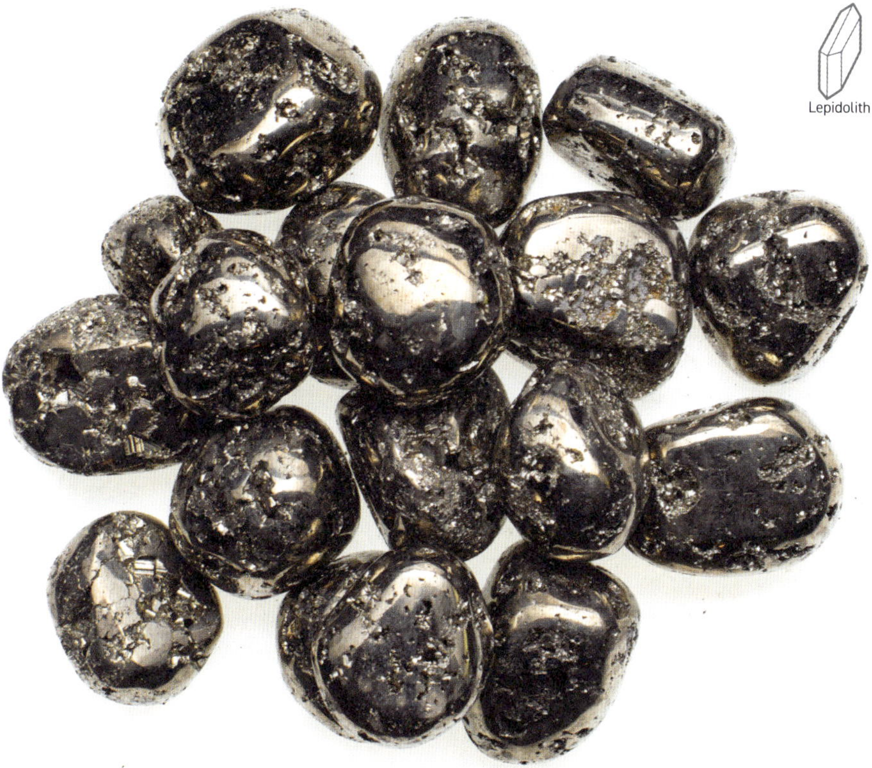

Der **Pyrit** ist wie ein Spiegel, in dem wir unsere persönlichen Stigmata erkunden und in Stärke umwandeln können. Auf diese Weise können wir unser gesamtes emotionales Wohlbefinden kräftigen.

ENTMUTIGT

Entmutigung hält Fortschritt auf – als hätte man uns den Wind aus den Segeln genommen. Die Entmutigung ist wie ein Dämpfer für die Seele; erfüllen sich unsere Erwartungen nicht, bleiben wir in Ungewissheit und Unsicherheit zurück. Nicht selten schleichen sich dann auch Selbstzweifel ein, und wir fragen uns, ob wir nicht von Anfang an auf dem falschen Weg waren.

Wulfenit

Dieser Stein schirmt uns vor äußeren Einflüssen ab, die unser Selbstvertrauen untergraben. Fühlen wir uns niedergeschlagen, schenkt uns der Wulfenit die Selbstsicherheit, die wir brauchen, um wieder aktiv zu werden. Er lässt uns neuen Mut schöpfen und wieder mit Leidenschaft leben.
Passende Übung:
Core-Meditationsübung

Tigerauge

Die anregende Energie des Tigerauges ist wie ein Coach, der sein Team vor dem Spiel motiviert. Der Stein verkörpert die animalische und entschlossene Natur des Tigers und schenkt uns den Mut, uns zu holen, was wir wollen. Er führt uns zur Kraft unseres Willens sowie zu unserer Macht und inneren Wahrheit zurück.
Passende Übung:
Bewegungsmeditation

Fadenquarz

Der Fadenquarz heilt die emotionalen Aspekte unserer selbst, die durch Enttäuschung Schaden genommen haben. Der Stein regt uns dazu an, nach einer Entmutigung in neue Richtungen zu gehen; er lehrt uns Beharrlichkeit und Entschlossenheit.
Passende Übung: Bewusstes Träumen mit dem Heilstein

Selenit (Marienglas)

Der Selenit hat die Kraft eines stürmischen Windes. Er klärt die Kanäle des Geistes, fegt entmutigende Gedanken beiseite und macht Schluss mit Zweifeln oder Ängstlichkeit. Die wilde Natur dieses Steins beschert uns frische, optimistische Gefühle und neu erwachten Ehrgeiz. Die Arbeit mit dem Selenit beschwört die Verbundenheit mit etwas Größerem herauf.
Passende Übung:
»Klang und Stein«

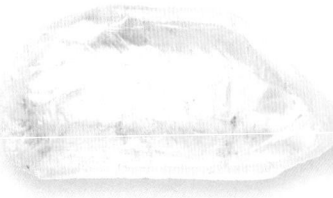

Selenit

Wirkmächtige Kombinationen	Tigerauge + Selenit Wulfenit + Fadenquarz

WEITERE HEIL-STEINE

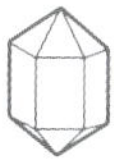

Onyx

Karneol

Amazonit

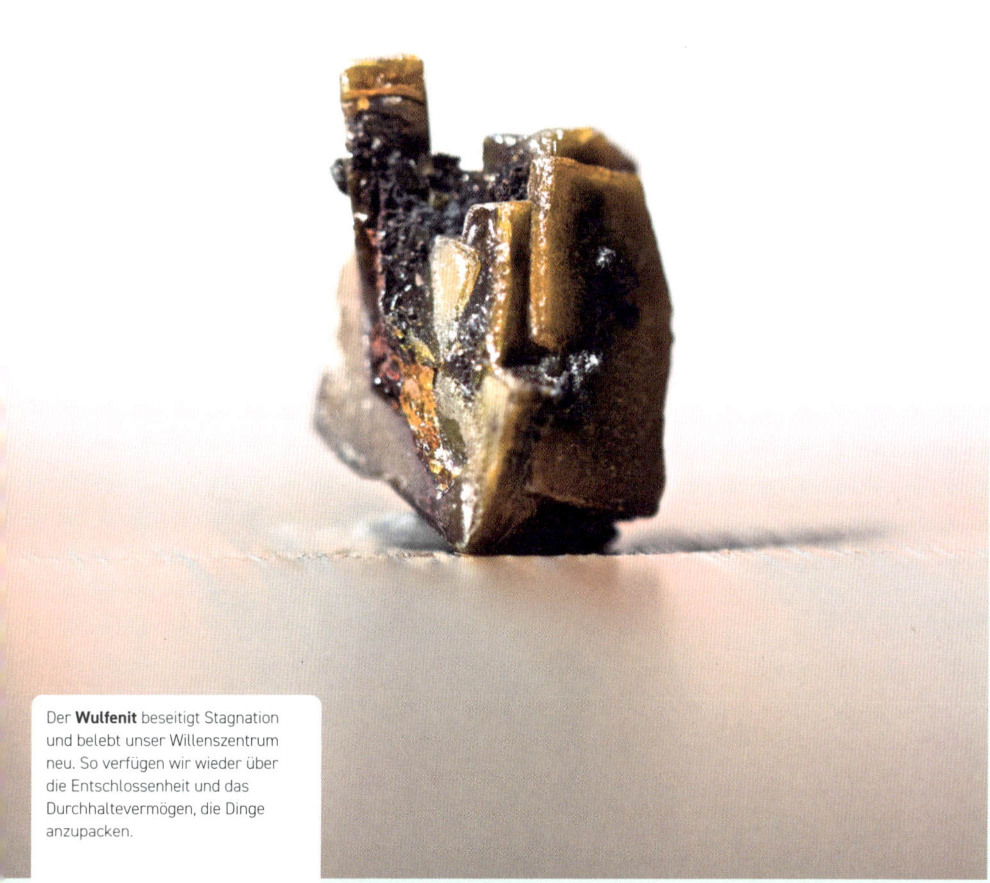

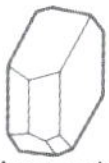

Der **Wulfenit** beseitigt Stagnation und belebt unser Willenszentrum neu. So verfügen wir wieder über die Entschlossenheit und das Durchhaltevermögen, die Dinge anzupacken.

SORGENVOLL

Machen wir uns Sorgen, fühlen wir uns wie in einem Graben
aus Traurigkeit gefangen, abgeschnitten von den Freuden des Lebens.
Sorgen können aus Verlustängsten oder einem tatsächlichen Verlust resultieren
oder in dem Gefühl wurzeln, nicht dazuzugehören.
Gelingt es uns nicht, uns aus dem Teufelskreis der Sorgen
zu befreien, kann dies auch zu Depressionen führen.

Bernstein
Der Bernstein transportiert Energie, wie der Baum seinen Saft transportiert: langsam und stetig. Dadurch schenkt er uns die Möglichkeit, eine Emotion ganz zu fühlen, damit wir sie anschließend gehen lassen können. Zudem schließt er ungewollte Gefühle in sein Harz ein und schafft dadurch Raum für Klarheit und Wahrheit. Der Bernstein kann depressive Stimmungen vertreiben und uns wieder in die Gemeinschaft führen.
Passende Übung:
Berührungsübung

Coelestin
Liebevoll bindet uns dieser Stein an die unerschöpfliche Quelle der spirituellen Heilung an. Er kräftigt die Seele und haucht uns wieder Leben ein. Der Coelestin lehrt uns, unbequeme Gefühle und Schmerz aus der Perspektive des reinen Beobachters zu betrachten. Durch ihn gelangen wir zu mehr Selbsterkenntnis.
Passende Übung:
Core-Meditationsübung

Shiva Lingam
Die uralte Energie dieses Steins verbindet uns mit dem Licht und der Unterstützung unserer Ahnen. Treten wir in

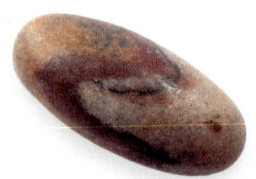
Shiva Lingam

Resonanz mit ihm, wissen wir, dass wir in unserem Kummer nicht allein sind. Er ermutigt uns dazu, energetische Unterstützung anzunehmen.
Passende Übung:
Bewegungsmeditation

Chrysokoll
Dieser Heilstein verhilft uns zu Gelassenheit. Er fördert die friedliche Erkundung unserer inneren Landschaft und sorgt dafür, dass wir unseren persönlichen Kummer verarbeiten und loslassen können. Gleichzeitig hilft er uns dabei, eine neue Beziehung zu uns selbst aufzubauen, frei von jeglichem Schmerz aus der Vergangenheit.
Passende Übung: Tagebuchübung

Wirkmächtige Kombinationen	Shiva Lingam + Rhodonit Coelestin + Chrysokoll Bernstein + Hämatit

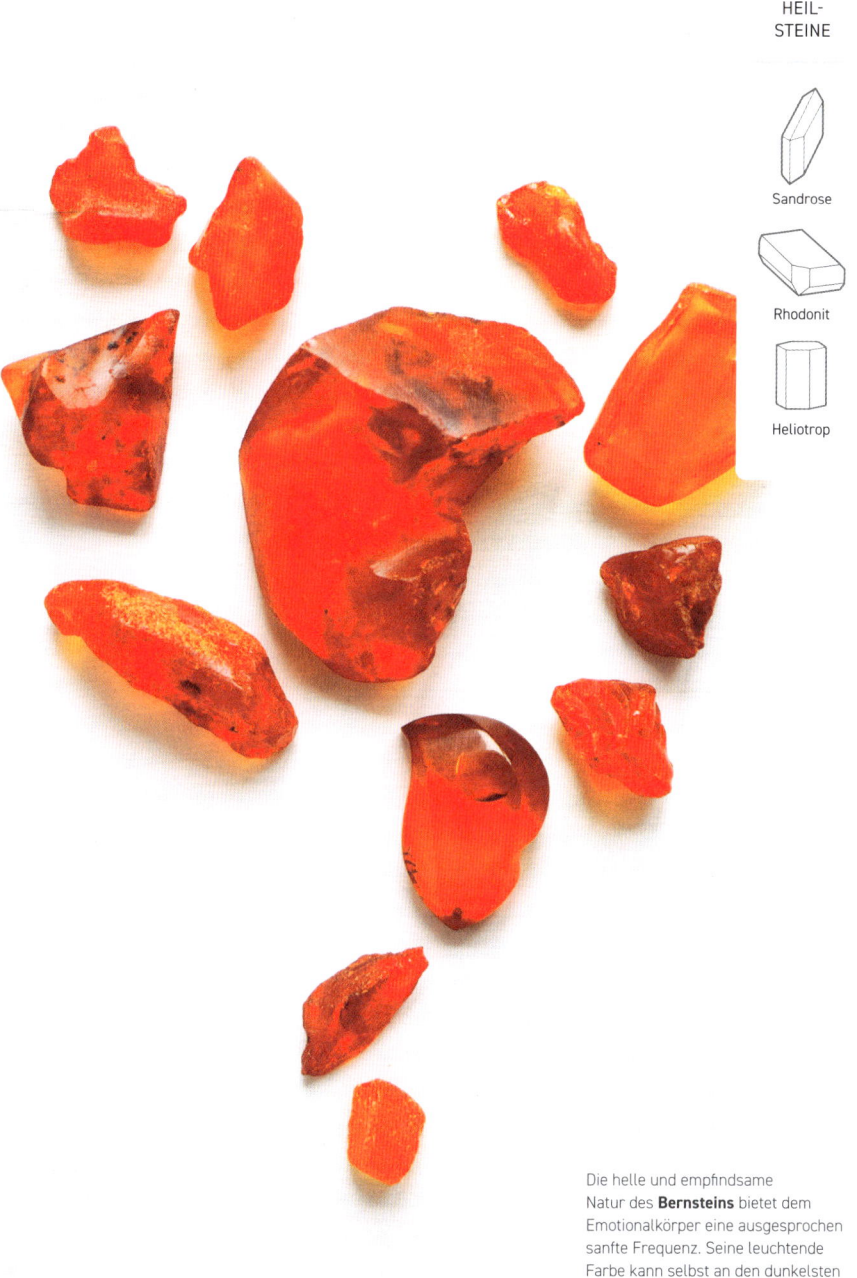

WEITERE HEIL-STEINE

Sandrose

Rhodonit

Heliotrop

Die helle und empfindsame Natur des **Bernsteins** bietet dem Emotionalkörper eine ausgesprochen sanfte Frequenz. Seine leuchtende Farbe kann selbst an den dunkelsten Tagen unser Wesen aufhellen.

KAPITEL 6

HEILSTEINE FÜR GEISTIGE KLARHEIT

In diesem Kapitel finden sich Emotionen, die mit den tiefer liegenden Aspekten des Geistes verbunden sind. Die zwölf beschriebenen emotionalen Zustände werden jeweils durch praktische Rituale abgerundet, die das Leben bereichern und uns zu Selbsterkenntnis verhelfen.

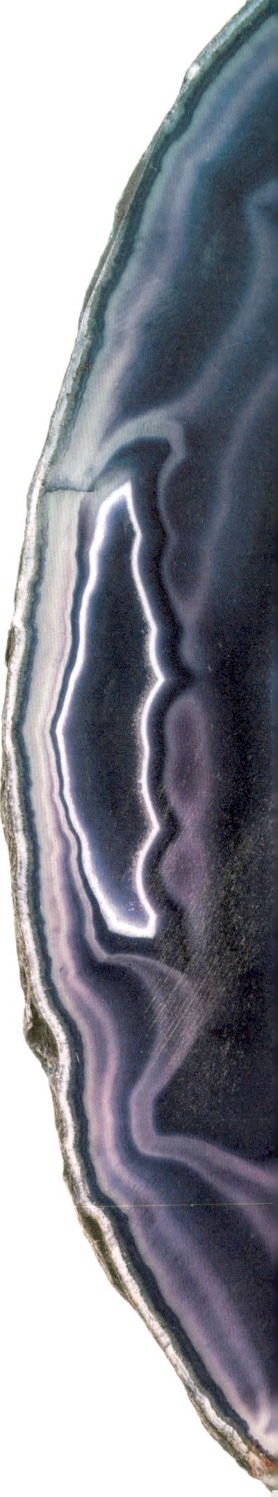

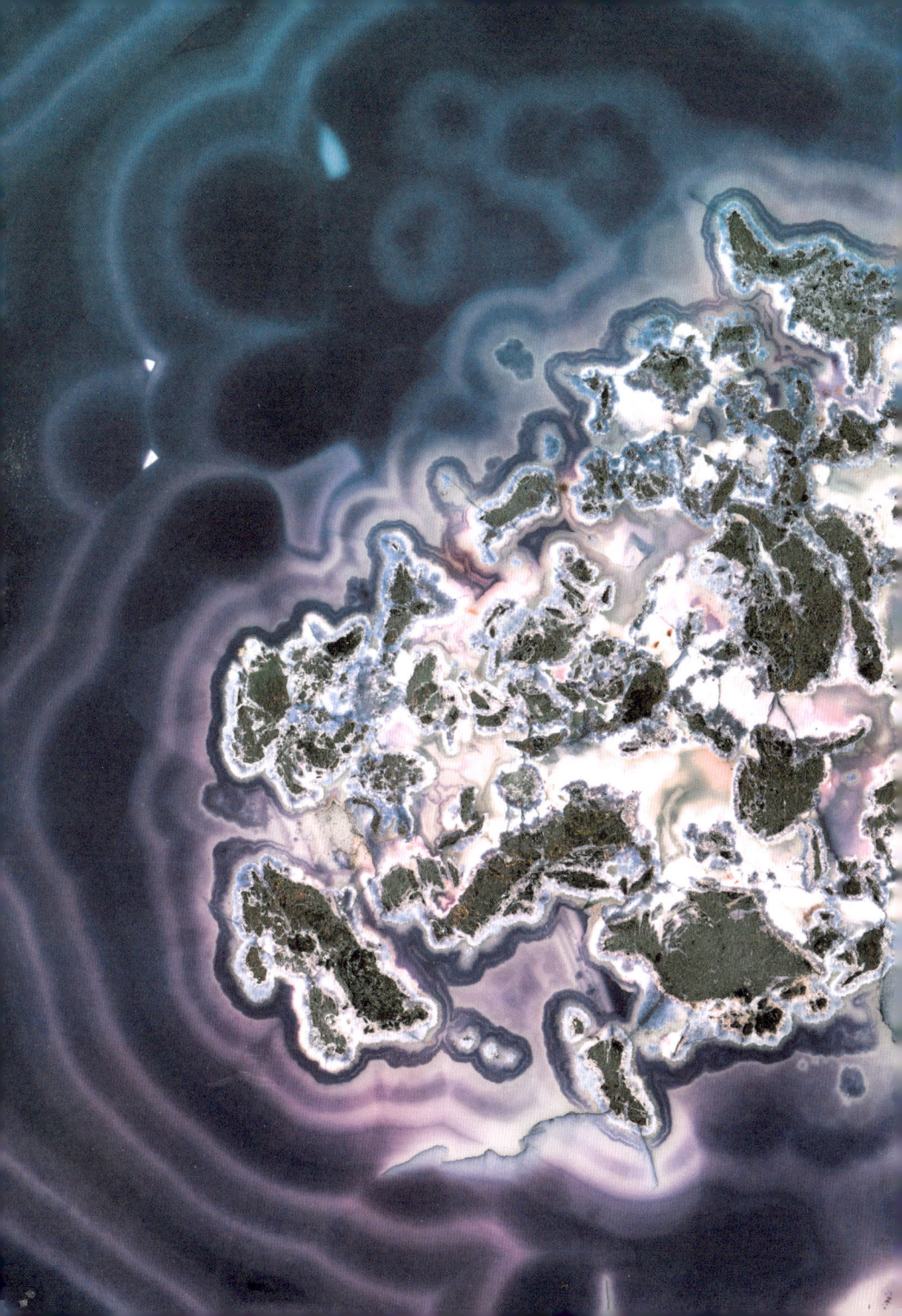

ERLEUCHTET

Der geistige Zustand der Erleuchtung verspricht einen tieferen Sinn im Leben. Mit ihm leben wir innigst im gegenwärtigen Augenblick, überwinden Feindseligkeit sowie das Ego und finden Frieden durch die gegensätzlichen Aspekte der Schönheit, der Dunkelheit, des Schmerzes und des Leids, die das Leben begleiten. Die Erleuchtung trägt eine Schicht nach der anderen ab, um schließlich das reine Wesen des göttlichen Selbst und der Seele zu enthüllen.

Kaktusquarz

Der Kaktusquarz ist ein Stein der Zuflucht, der uns für das Empfangen und das Wachstum öffnet. Er hilft uns, die Macht des gegenwärtigen Augenblicks zu verstehen, hebt Begrenzungen des Geistes auf und verbindet uns mit den riesigen Netzwerken des Bewusstseins jenseits unserer selbst. Er bietet uns Trost und ein tieferes Verständnis von Liebe und Mitgefühl.
Passende Übung:
»Klang und Stein«

Cinnabarit (Zinnober)

Dieser Stein fungiert als Botschafter zwischen den Dimensionsrealitäten und verbindet uns mit dem alchemistischen Prozess der Transformation. Er verdrängt eingrenzende Muster und stimmt uns auf höhere Bewusstseinszustände ein. Der Cinnabarit kann Pfade zur Fülle ebnen; er ermöglicht emotionalen Wohlstand und und Wissensreichtum.
Passende Übung:
Core-Meditationsübung

Fulgurit

Der Fulgurit trägt die Energie der Erleuchtung in sich. Er verlockt uns dazu, auf Entdeckungsreise zur Seele zu gehen, und kann Stürme entfesseln, um den Emotionalkörper zu reinigen. Seine einzigartige Hohlstruktur trägt unsere Absichten blitzschnell in alle Winde, damit sich Hoffnungen und Träume manifestieren können.
Passende Übung:
Berührungsübung

Moldavit

Dieser Stein schenkt uns neue Arten des Denkens und Handelns und dehnt das Bewusstsein über vorgegebene Grenzen hinaus aus. Seine intensive Frequenz sprengt veraltete Glaubenssysteme und beschert uns ein tieferes Verständnis des Lebens.
Passende Übung:
Core-Meditationsübung

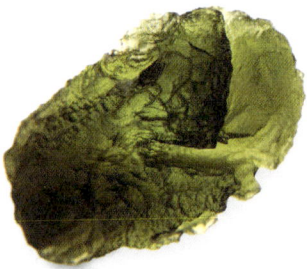

Moldavit

Wirkmächtige Kombinationen
Moldavit + Fulgurit
Kaktusquarz + Cinnabarit
Cinnabarit + Fulgurit

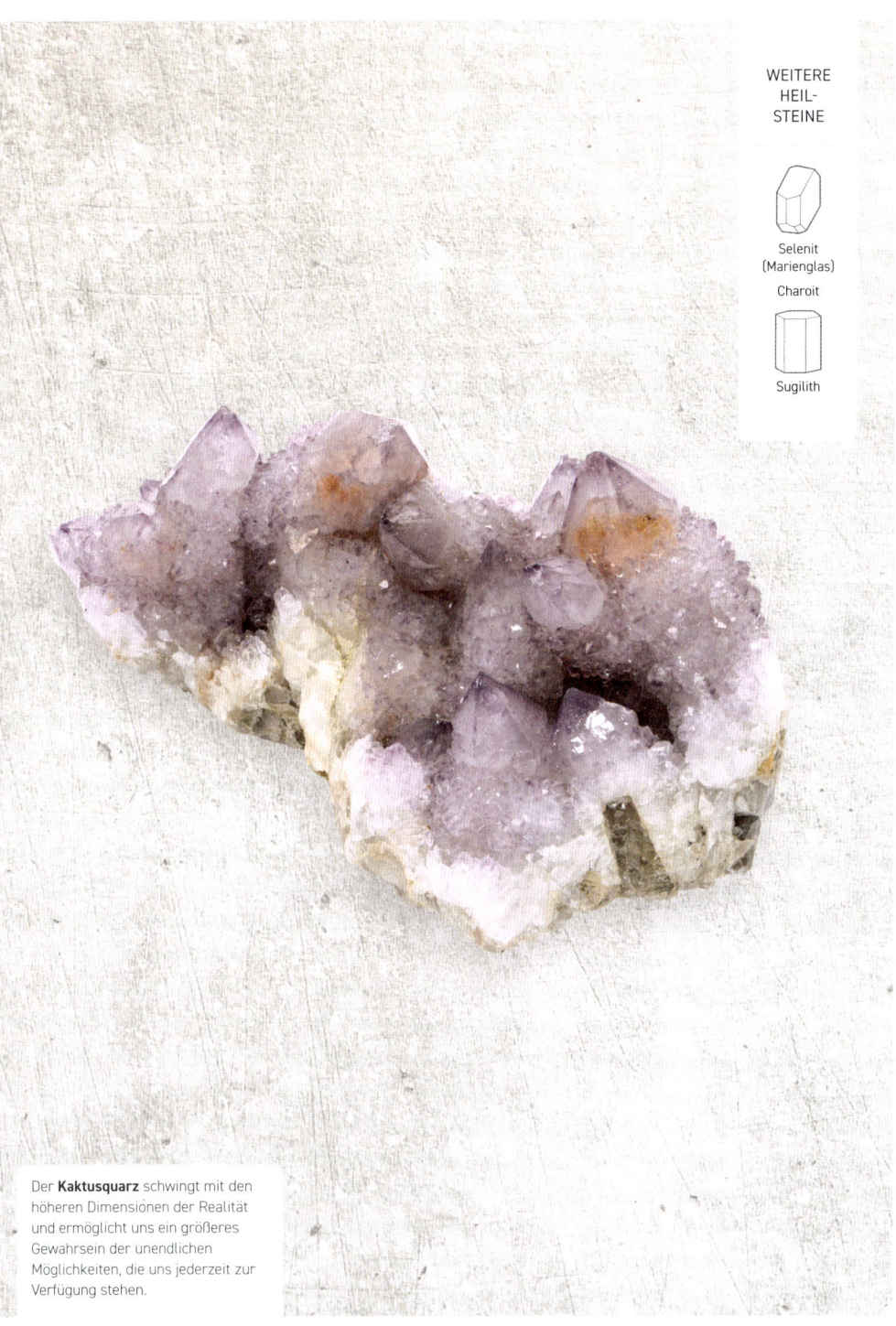

WEITERE HEIL-STEINE

Selenit (Marienglas)

Charoit

Sugilith

Der **Kaktusquarz** schwingt mit den höheren Dimensionen der Realität und ermöglicht uns ein größeres Gewahrsein der unendlichen Möglichkeiten, die uns jederzeit zur Verfügung stehen.

BESEELT

Ebenso wie die Ankunft des Frühlings, bei der die Natur die Knospen der Fruchtbarkeit und neuen Lebens trägt, so verheißt auch das Gefühl der Beseeltheit einen emotionalen Neuanfang. Die Beseeltheit oder Inspiration befreit uns von vergangenen Begrenzungen, bietet uns eine Fülle potenzieller Leben und treibt uns beschwingt voran.

WEITERE HEILSTEINE

Bergkristall

Lemurischer Kristall

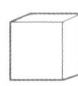
Fluorit (Flussspat)

Tibetischer Schwarzquarz

Der Tibetische Schwarzquarz ist der Stein der persönlichen Befreiung. Er lehrt uns, wie wir Freiheit in die Gemeinschaft und die kollektive Welt tragen können. Er präsentiert die unzähligen Quellen, aus denen wir Inspiration schöpfen können. Zudem löst er Stagnation auf, indem er die Energie in verschiedene Richtungen ableitet.

Passende Übung: Tagebuchübung

Elestialquarz

Elestialquarz hat die Macht, hochfrequente Energien direkt zu channeln. Der Stein verbindet Vergangenheit, Gegenwart und Zukunft und ist zwar ausgesprochen erdend, ermutigt uns aber auch dazu, hinauszugehen und aktiv zu sein. Er zieht positive Energie hinein und schiebt ungewollte Energie hinaus und bildet so einen schützenden Kokon, in dem wir uns beseelt fühlen können.

Passende Übung: Bewusstes Träumen mit dem Heilstein

Bilderjaspis

Dieser Stein ist das Tor zur Inspiration. Mit seinen einzigartigen visuellen Landschaften erzählt er eine äußerst lebendige Geschichte, ganz hervorragend eignet er sich zur Meditation und Visualisierung. Er bewirkt, dass Vorstellungskraft und Kreativität durch die unteren Energiezentren strömen, damit wir motiviert bleiben. Der Bilderjaspis ist enorm erdend; gleichzeitig regt er den Geist an und verbindet uns mit unserer Intuition.

Passende Übung: Berührungsübung

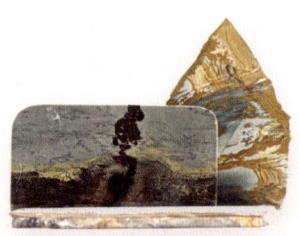
Bilderjaspis

Wirkmächtige Kombinationen

Elestialquarz + Bergkristall
Bilderjaspis + Tibetischer Schwarzquarz

BEFREIT

WEITERE HEIL-STEINE

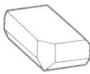
Labradorit

Mondstein

Karneol

Die emotionale Befreiung beansprucht das Glücklichsein zurück, das alle Menschen verdienen. Sie entsteht aus dem Verständnis der Gefühle anderer heraus, ohne dass wir dabei die Erfüllung unserer eigenen Bedürfnisse oder unser emotionales Wohlbefinden opfern müssten. Die Erfahrung der emotionalen Befreiung ermöglicht es uns, die Welt mit Zuversicht und Mitgefühl zu erkunden – auf unsere eigene, einzigartige Weise.

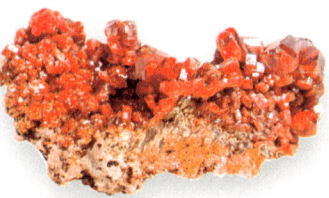
Vanadinit

Andalusit
Der Andalusit verbindet uns direkt mit dem Gefühl der Befreiung und Errettung. Im Querschnitt des Steins zeigt sich häufig ein schwarzes X aus Kohlenstoff- oder Grafiteinlagerungen, wobei jede Sektion ihren eigenen Heilritus enthält. Der Stein nimmt uns mit auf eine Reise durch Themen des Emotionalkörpers – von Überleben und Gedeihen über Leidenschaft und Schöpfung bis hin zu Liebe, Glückseligkeit, Intuition und Erkenntnis.
Passende Übung: Tagebuchübung

Vanadinit
Dieser Stein öffnet die Bereiche der Wahrheit, die wir uns noch nicht ansehen konnten. Er führt uns durch schwierige emotionale Blockaden und unterdrückte Erinnerungen. Als wahrer Katalysator von Veränderungen verleiht uns der Vanadinit den Mut, uns durch Unbequemes zu Freiheit und Unabhängigkeit durchzukämpfen.
Passende Übung: Bewegungsmeditation

Sugilith
Der Sugilith setzt uns wieder ans Steuer des Lebens und zeigt uns seine einfachen Freuden. Vergeuden wir zu viel Energie mit den Emotionen anderer, lenkt der Stein unsere Aufmerksamkeit zurück auf die Selbstfürsorge. Er sorgt dafür, dass Beziehungen auf gegenseitigem Verständnis und Sein-Lassen aufbauen.
Passende Übung: Bewusstes Träumen mit dem Heilstein

Selenit (Marienglas)
Dieser Stein ist wie ein vertrauenwürdiger Freund. Alles, was wir ihm mitteilen, bleibt verschwiegen und heilig. Der Selenit verbindet uns mit unseren Ahnen und verleiht uns ein Gefühl der Geborgenheit. Er initiiert Neues und löst Angst, Wut sowie Missverständnisse auf.
Passende Übung: Bewegungsmeditation

Wirkmächtige Kombinationen	Vanadinit + Selenit
	Sugilith + Andalusit

INTELLEKTUELL

Die Intellektualität ist nicht den Akademikern vorbehalten und auch nicht mit aus Büchern gewonnenem Wissen gleichzusetzen – es gibt tatsächlich viele Wege, wie sich Intellektualität zeigen kann. Intellektuelle Menschen sind häufig kreativ, sie können Probleme lösen, um die Ecke denken und gut kommunizieren. Und sie verfügen meist über einen hohen Grad an emotionaler Intelligenz.

Azurit

Der Azurit fördert die Empfänglichkeit und Offenheit des Geistes. Erlauben wir es dem Geist, sich zu weiten, kann der Intellekt mehr Informationen verarbeiten. Der Stein öffnet die Zirbeldrüse, die zur Regeneration des Gehirns beiträgt, uns aber auch dazu anregt, uns mit der weniger dominanten Hälfte des Gehirns zu verbinden.
Passende Übung:
»Klang und Stein«

Schwarzer Turmalin

Dieser Stein saugt wie ein Schwamm Energien auf und transportiert sie an angespannte Stellen im Körper. Sind wir intellektuell sehr aktiv und beginnt das Gehirn zu ermüden, stärkt uns der Schwarze Turmalin mit neuer Energie, macht uns wieder lernbegierig und sorgt dafür, dass wir konzentriert bleiben.
Passende Übung: Tagebuchübung

Grüner Apatit

Der Grüne Apatit stärkt die Bereiche des Geistes, die durch langen Gebrauch erschöpft sind. Zudem verbindet er Geist und Herz und ermöglicht es den intellektuellen Aspekten, eine Weile zu ruhen. Der Stein hilft uns bei großen Projekten und Prüfungen. Er zentriert den Geist und entfacht die Begeisterung, sodass wir wieder neuen Schwung bekommen.
Passende Übung: Bewusstes Träumen mit dem Heilstein

Labradorit

Dieser mystische Stein verbindet uns mit Neugier und Spontaneität. Wie ein Fahrstuhl fährt er uns zu einer neuen Pforte der Wahrnehmung hinauf. Er zeigt alternative Wege des intellektuellen Denkens auf und fordert uns heraus, einen Pfad auszuprobieren, den wir noch nicht kennen. Die aktive Arbeit mit dem Labradorit steigert den Fluss der Synchronizität im Leben.
Passende Übung:
Core-Meditationsübung

Wirkmächtige Kombinationen
Schwarzer Turmalin + Labradorit
Blauer Turmalin + Azurit
Blauer Apatit + Labradorit

WEITERE HEIL-STEINE

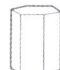
Apophyllit

Blauer Apatit

Blauer Turmalin

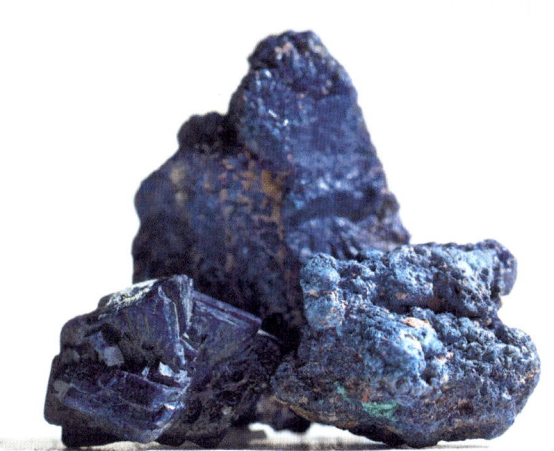

Der **Azurit** gewährt uns Zugang zu den verborgeneren Bereichen des Bewusstseins und regt uns dazu an, auf alternative Weise zu denken und uns mit unserem Umfeld in Beziehung zu setzen.

SPIRITUELL

Spirituell zu sein bedeutet, daran zu glauben, dass es im Leben etwas Größeres jenseits dessen gibt, was wir an der Oberfläche beobachten können. Spirituelle Menschen glauben daran, dass alles mit allem verbunden ist, sie haben eine starke Verbindung zu ihrer Intuition und kultivieren die Fähigkeit, auf ihre Instinkte zu vertrauen. Ein solches »gefühltes« Verständnis der Welt passt meist nicht in die konventionellen Schubladen, die die Gesellschaft für uns bereithält.

Amethyst

Der Amethyst hilft uns dabei, uns mit Suchtverhalten auseinanderzusetzen und die Verantwortung dafür zu übernehmen. Er macht die Schichten hinter der Fassade sichtbar und schenkt uns den Mut, uns unser Schattenselbst anzusehen. Er begleitet uns spirituell in allen Entzugsprozessen, befähigt uns, uns selbst zu vergeben und schützt uns vor negativen Denkmustern.
Passende Übung: Bewusstes Träumen mit dem Heilstein

Türkis

Der Türkis ist der Stein des Erwachens, der Liebe, der Verbundenheit, der Kreativität und der Tiefe. Er treibt uns an unsere Belastungsgrenze, um raschen Wandel und Wachstum herbeizuführen. Der Stein löst uns aus alten Paradigmen und hebt uns auf die Ebene des spirituellen Erwachens. Er kann uns allerdings auch beunruhigen, sind wir noch nicht bereit für die spirituelle Suche.
Passende Übung: »Klang und Stein«

Lemurischer Kristall

Der Lemurische Kristall trägt die Aufzeichnungen der Erde in sich und hat die Fähigkeit, uns über diese Realität zu erheben. Der Stein transportiert das menschliche Gewahrsein in die verschiedenen Dimensionsschichten, die den Stoff der Welt ausmachen. Durch ihn verstehen wir, wie tief das Leben ist: voller Dinge, die wir nicht immer mit unseren fünf Sinnen, dafür aber intuitiv erkunden können.
Passende Übung: Bewegungsmeditation

Grüner Apophyllit

Der Grüne Apophyllit beruhigt Atem und Körper, sodass wir uns mit unsichtbaren Kräften verbinden können. Er lädt das Herz ein, sich zu öffnen und auf die Führung der Ahnen zu hören. Er beseitigt Angst und Kummer, damit wir uns ganz dem spirituellen Weg widmen können. Zudem stärkt er unsere Resilienz und fördert die Fantasie.
Passende Übung: Bewusstes Träumen mit dem Heilstein

Wirkmächtige Kombinationen
Türkis + Lemurischer Kristall
Rote Koralle + Türkis
Lapislazuli + Grüner Apophyllit

Dynamisch unterstützt uns der **Amethyst** beim Erkunden der Tiefen der Spiritualität. Er verbindet die multidimensionalen Realitäten des Daseins mit unserer einzigartigen menschlichen Erfahrung.

WEITERE HEIL-STEINE

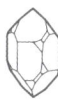

Rote Koralle

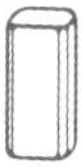

Orangefarbener Kyanit

Lapislazuli (keine Kristallstruktur)

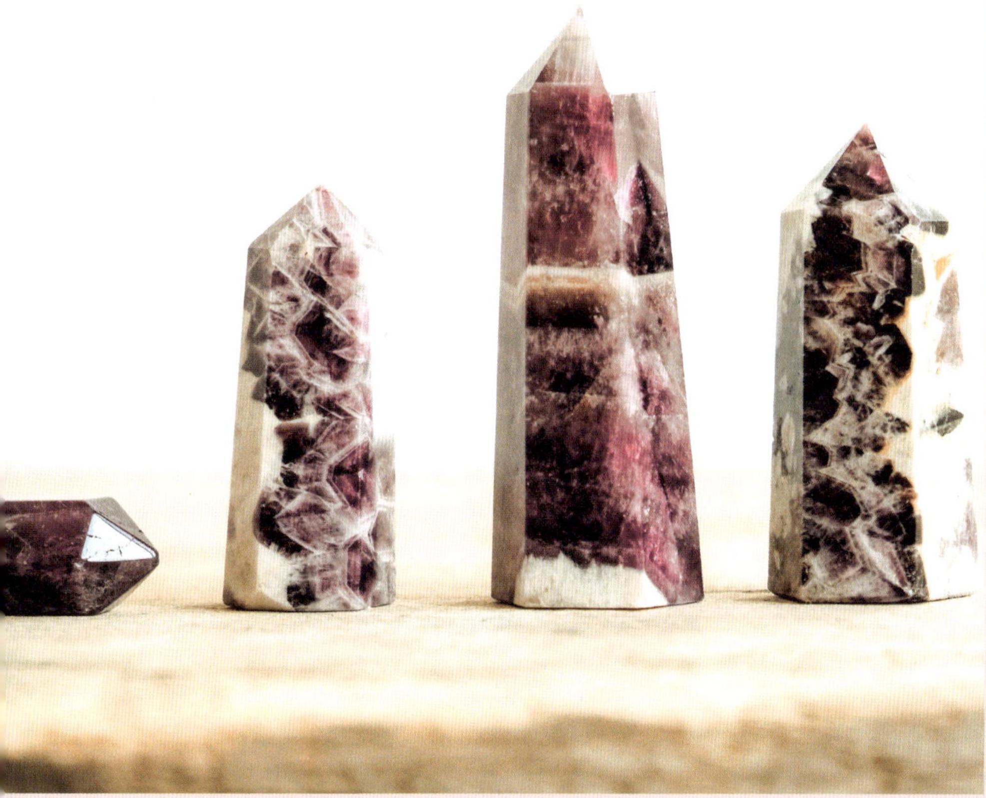

ANGEZOGEN

Befinden wir uns in der Nähe eines Gegenstands oder Menschen, von dem wir uns angezogen fühlen, wirkt sich dies geradezu erhebend auf uns aus. Und wie gut wir selbst die Dinge oder Menschen anziehen können, die wir gern um uns haben, zeigt, wie weit wir in unserem persönlichen Wachstum fortgeschritten sind. Ob es sich um eine Stelle, einen Partner, einen Freund oder ein Zuhause handelt – wir müssen erst wissen, was wir uns wünschen, und dann so handeln, dass wir es auch bekommen.

Stibnit

Der Stibnit ist der Stein der Manifestation; er erdet unser Willenszentrum und zieht das, was wir uns wünschen, in unser Leben. In seiner Intensität passt er sich unserer Bereitschaft, etwas zu erreichen, an – bitten wir ihn um Hilfe, sollten wir möglichst klar und direkt sein. Der Stein zeigt uns, was wir brauchen, um ein sinnerfülltes Leben führen zu können.
Passende Übung:
Core-Meditationsübung

Herkimer Diamant

Der Herkimer Diamant hat folgende Botschaft für uns: Wir bekommen, was wir hineinstecken. Seine Energie ebnet uns den Weg, Glück und Erfolg anzuziehen. Sind wir umgekehrt auf dem falschen Weg, zieht der Herkimer Diamant das an, was nötig ist, um uns wieder in die richtige Richtung zu lenken.
Passende Übung:
»Klang und Stein«

Magnetischer Hämatit

Dieser Stein erdet die hohen Schwingungen des Geistes und verwurzelt unsere Wünsche im Hier und Jetzt. Der Magnetische Hämatit befördert Dinge an die Oberfläche, damit wir sie loslassen und Neues anziehen können. Zudem schützt er uns vor Selbstzweifeln.
Passende Übung:
Berührungsübung

Fadenquarz

Der Fadenquarz bringt uns in Einklang mit unserem wahrhaftigsten Schwingungszustand. Er geht direkt an die Wurzel des Problems, lässt Träume Wirklichkeit werden und beugt dem Verlust wertvoller Energie vor. Der Stein beseitigt Unsicherheit und lässt Heilung geschehen. Er liebt es, paarweise zu arbeiten: Um seine Wirkung noch zu verstärken, sollten möglichst zwei Steine gleichzeitig gehalten werden.
Passende Übung:
»Klang und Stein«

Wirkmächtige Kombinationen	Stibnit + Magnetischer Hämatit
	Herkimer Diamant + Stibnit

Die dynamische Frequenz des **Stibnit** regt uns an und dringt mit der Zeit tief in uns ein. Wie ein Magnet zieht er uns an, wenn wir wirklich bereit sind, ein Risikio einzugehen und die nächsthöhere Stufe in unserem Leben zu erklimmen.

WEITERE HEIL-STEINE

Obsidian (keine Kristallstruktur)

Amethyst

Spessartin (Mangan-Tonerdegranat)

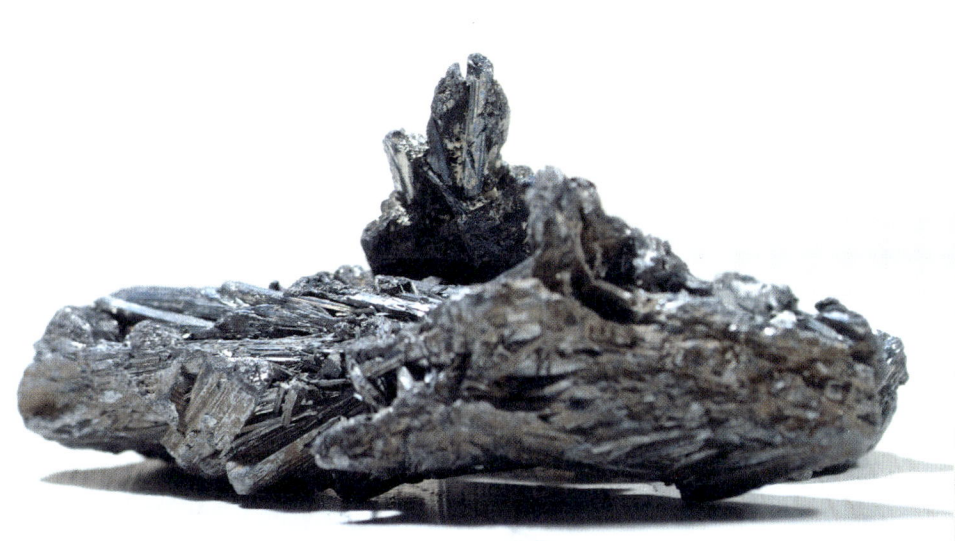

UNSICHER

Unsicherheit entsteht aus einem Mangel an Selbstvertrauen heraus. Zu Unsicherheit kommt es auch, wenn andere oder wir selbst zu hart zu uns sind oder emotionale Wunden aus der Vergangenheit einfach nicht heilen wollen. Sind wir unsicher, verweist dies immer darauf, dass wir Selbstliebe und Selbstfürsorge brauchen. Dann sollten wir nicht mehr schlecht über uns selbst sprechen, Selbstzweifel verbannen und uns von anderen unabhängig machen.

Karneol
Der Karneol schenkt uns den Glauben an uns selbst sowie Unabhängigkeit. Haben wir uns etwas in den Kopf gesetzt, bestärkt er uns darin zu handeln, um unsere Ziele zu erreichen. Zudem beseitigt er selbstsabotierende Gedanken.
Passende Übung:
Berührungsübung

Larimar
Dieser Stein versenkt Selbstzweifel im Meer der Liebe, die wir tief in unserem Herzen finden. Richten wir unsere Energie nur auf ein Ziel, lehrt uns der Larimar, uns den Myriaden anderer Möglichkeiten zu öffnen. Der Stein macht Schluss mit der Vorstellung, unser Glück hänge allein von einem Umstand oder einer Person ab.
Passende Übung:
»Klang und Stein«

Saphir
Fühlen wir uns isoliert, allein oder hilflos, schenkt uns die kriegerähnliche Energie des Saphirs Zähigkeit, um Turbulenzen oder Widrigkeiten zu trotzen. Der Stein vertreibt Unsicherheit, mit ihm sind wir weder ängstlich noch zögerlich. Er lehrt uns, uns selbst zu ehren, den inneren Kritiker stumm zu schalten und aus unseren Unvollkommenheiten zu lernen.
Passende Übung:
Bewegungsmeditation

Morganit
Der Morganit ist der verwundete Heiler, der große Veränderungen bewirken kann. Sind wir noch nicht bereit, die Wunden der Vergangenheit zu schließen, schwelt Unsicherheit in uns. Wollen wir dagegen vergangene Traumata heilen, hilft uns der Stein dabei, sie durch Mitgefühl und Liebe zu ersetzen. Er schenkt uns Sicherheit und Zuversicht.
Passende Übung:
Core-Meditationsübung

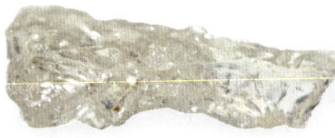
Morganit

Wirkmächtige Kombinationen	Larimar + Saphir Morganit + Rosa Turmalin Smaragd + Saphir

WEITERE HEIL-STEINE

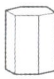

Smaragd

Aquamarin

Rosa Turmalin (Rubellit)

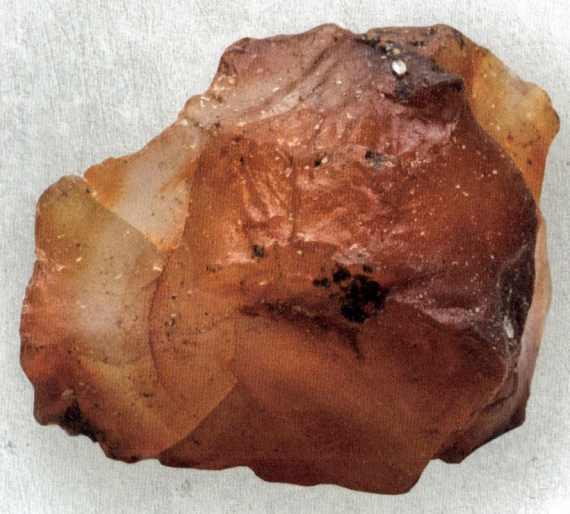

Die Schwingung des **Karneols** gleicht der einer mächtigen Eiche. Der Stein schenkt uns Stabilität, wenn wir uns unsicher fühlen – sei es hinsichtlich unseres Selbstbilds, unserer Karriere oder unserer Beziehungen.

SCHULDIG

WEITERE HEILSTEINE

Obsidian (keine Kristallstruktur)

Granat

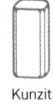
Kunzit

Schuldgefühle können sich wie ein riesiger Vampir an unserem emotionalen Wohlbefinden festsaugen. Sie belasten Geist und Seele und vergiften unsere Vorstellung von uns selbst. Zwar ist Schuld mit dem Gewissen verknüpft, damit wir begangenes Unrecht erkennen können; setzen sich Schuldgefühle jedoch fest, behindern sie uns in unserer Fähigkeit, zu wachsen und uns im Leben vorwärtszubewegen.

Wassermelonenturmalin
Anmutig durchdringt dieser Stein die Oberfläche der Dinge, um sich seinen Weg zum Herz der Angelegenheit zu bahnen. Er dient uns als Portal und schenkt uns den Mut zu entdecken, was jenseits der Oberfläche liegt. Der Wassermelonenturmalin erzeugt Wärme und hilft uns bei der Wiedergutmachung.
Passende Übung:
»Klang und Stein«

Apachenträne (Rauchobsidian)
Die Apachenträne ist der Stein der Absolution. Er befreit den Emotionalkörper aus der Umklammerung der Schuld und ermutigt uns dazu, sie an die Erde abzugeben. Bei sehr starken Schuldgefühlen macht der Stein die emotionale Last leichter und leitet einen Prozess ein, bei dem die Psyche neu programmiert wird und wir uns vergangene Fehler verzeihen können.
Passende Übung: Bewusstes Träumen mit dem Heilstein

Chrysokoll
Der Chrysokoll klärt die trüben Gewässer der Fehlkommunikation. Er gibt uns Raum, eine Situation objektiv zu betrachten – ohne das Stigma der Schuld. Der Stein stattet uns mit der Kompetenz aus, Informationen oder Gefühle über das Herz und nicht über den Kopf auszudrücken.
Passende Übung:
Core-Meditationsübung

Andalusit
Dieser Stein lehrt uns, zu leben, aus Erfahrungen zu lernen und loszulassen. Der Andalusit ist der Stein der intensiven Innenschau. Zudem kann er einen schützenden Mantel über den Emotionalkörper werfen, wenn wir uns manipuliert fühlen oder Schuldgefühle eingeredet bekommen.
Passende Übung: Tagebuchübung

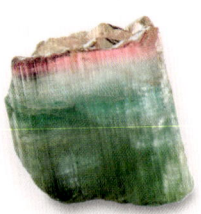
Wassermelonenturmalin

Wirkmächtige Kombinationen
Andalusit + Apachenträne
Chrysokoll + Wassermelonenturmalin
Kunzit + Wassermelonenturmalin

VERWIRRT

Sind wir verwirrt, behindert dies unsere Fähigkeit, zu kommunizieren und Entscheidungen zu treffen; zudem schwächt die Verwirrung unsere Zuversicht. Sie isoliert uns und beeinträchtigt die Scharfsinnigkeit erheblich. Lassen wir uns vom Wirbelwind unserer Emotionen forttragen, fühlen wir uns im eigenen Körper nicht mehr präsent; darunter leidet nicht nur unser Selbstgewahrsein, sondern auch unsere Umgebung.

WEITERE HEILSTEINE

Mahagoni-Obsidian (keine Kristallstruktur)

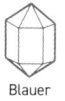

Blauer Spitzenachat

Blauer Kalzit

Transparenter Fluorit
Dieser Stein wirkt beim Emotional- und Mentalkörper wie die Löschtaste. Seine Frequenz bringt den Geist wieder in seinen ursprünglichen Zustand. Der Stein setzt geistige Kapazitäten frei und befreit uns aus dem Gedankenkarussell.
Passende Übung:
Core-Meditationsübung

Danburit
Diesen Stein können wir nutzen, um uns neu zu fokussieren. In der Meditation verschafft er uns Zugang zur Führung, zudem navigiert er uns durch den Nebel der Verwirrung. Mit ihm hören wir die Stimme der Intuition.
Passende Übung:
Tagebuchübung

Amethyst
Der Amethyst verbindet uns mit dem Zustand des Wissens. Er gebietet unproduktiven Gedanken Einhalt und ebnet uns den Weg zur nutzbaren aktiven Energie. Der Stein lichtet den vernebelten Verstand, bringt Klarheit und kann transformativ zur Tiefenheilung des Gehirns und zur Verbesserung der Mentalfunktionen eingesetzt werden.
Passende Übung: Bewusstes Träumen mit dem Heilstein

Baryt
Die Energie des Baryts ist wie eine Kaleidoskop des Geistes. Werden wir von Gedanken regelrecht bombardiert, organisiert der Stein sie rasch neu. Und in dieser neuen Präsentationsform können wir alles bis ins kleinste Detail in uns aufnehmen. Die überraschende Schwere des Baryts verankert und erdet uns, während der Geist Verwirrung in wunderschöne Klarheit verwandelt.
Passende Übung: Tagebuchübung

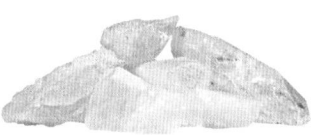

Danburit

Wirkmächtige Kombinationen

Baryt + Transparenter Fluorit
Danburit + Baryt
Danburit + Amethyst

NERVÖS

Der emotionale Zustand der Nervosität kann uns übel zusetzen. Wir haben das Gefühl, wie auf Eiern zu gehen, während irgendeine einschüchternde Kraft uns davon abhält, uns zu entspannen oder auf uns selbst zu vertrauen. Der Zustand der nervösen Aufregung stellt sich auch ein, wenn sich eine größere Veränderung am Horizont abzeichnet.

Heliotrop

Der Heliotrop verarbeitet emotionale Gifte, die uns behindern oder uns wertvolle Energie rauben. Der Stein heilt die Mutter- oder Betreuerwunde des Identitätsverlusts. Wird die Mutter- oder Betreuerrolle nicht mehr gebraucht, kann ihre Stelle vom Gefühl der Nervosität besetzt werden. Die Heliotropenergie hilft uns dabei, wieder zu Kraft, Sinn und Unabhängigkeit zu finden.

Passende Übung:
Berührungsübung

Sphalerit (Zinkblende)

Dieser Stein ist wundervoll darin, intensive nervöse Energie zu erden. Er leitet überschüssige Energie in die unteren Energiezentren des Körpers und öffnet die energetischen Fußportale, um sie aus dem Körper zu befördern. Gleichzeitig stärkt der Sphalerit die kreativen und sexuellen Energiezentren.

Passende Übung: Tagebuchübung

Lithiumquarz

Auch Lithiumquarz besänftigt nervöse Energie und leitet sie aus dem Körper. Der Stein macht den Geist weich und ermöglicht es dem Gehirn, sich dem Trost des Herzens zu überlassen. Lithiumquarz ist wie ein Powernickerchen für die Seele, es bringt die Energie zur Ruhe. Mit diesem Stein fühlen wir uns leichter, er eicht uns wieder auf positive, klare und entschlussfreudige geistige Gesundheit.

Passende Übung:
Core-Meditationsübung

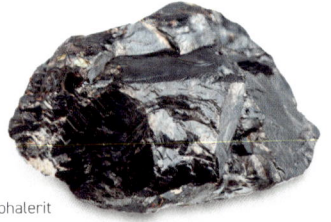

Sphalerit

Wirkmächtige Kombinationen
Schwarzer Turmalin + Lithiumquarz
Sphalerit + Heliotrop
Aragonit-Sternhaufen + Heliotrop

WEITERE HEIL-STEINE

Schwarzer Turmalin

Versteinertes Holz

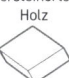

Aragonit-Sternhaufen

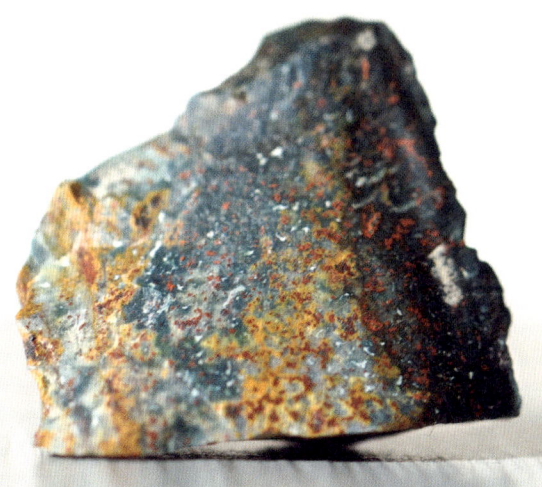

Der **Heliotrop** besitzt die Fähigkeit, einen schützenden Raum in unserem emotionalen Feld zu schaffen. Er wirkt wie ein Puffer für das Nervensystem und ermöglicht es uns, sicher im gegenwärtigen Augenblick zu ruhen.

ÜBERFORDERT

Das Gefühl der Überforderung stellt sich ein, wenn wir uns zu viel auf einmal vorgenommen oder aufgeladen haben. Meist trennt es uns von einem gesunden Alltagsrhythmus. Wir fühlen uns hin und her getrieben und sind uns unserer körperlichen oder seelischen Bedürfnisse nur dumpf bewusst.

WEITERE HEILSTEINE

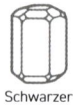
Schwarzer Turmalin

Rauchquarz

Chrysanthemenstein

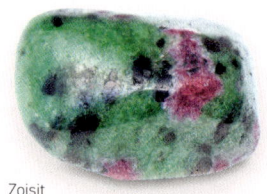
Zoisit

Sodalith
Mit seinen tiefenreinigenden Eigenschaften wandelt der Sodalith Überforderung in eine sorglose Einstellung um. Seine Frequenz lehrt uns, zu vertrauen. Der Stein zieht die Energie Stück für Stück heraus, sodass wir uns auf den Prozess einlassen können. Auf einer tieferen Ebene macht uns der Sodalith auf Vermeidungsstrategien, Zögerlichkeit und die Ursachen der Überforderung aufmerksam.
Passende Übung:
»Klang und Stein«

Zoisit (Saualpit)
Der Stein steigert unsere Zuversicht und vermittelt uns das Gefühl, alles unter Kontrolle zu haben. Er lässt uns Prioritäten setzen und schenkt uns Klarheit. Die häufig vorkommenden Rubineinschlüsse verstärken seine Wirkung und versorgen uns mit der emotionalen Energie, mit vielen Dingen auf einmal jonglieren zu können.
Passende Übung:
Berührungsübung

Opal
Der emotionale Nährer bietet uns einen sicheren Hafen und führt unsere versprengten Teile wieder zu einem Ganzen zusammen. Mit seinen vielen Farben reinigt er die Energie – wie ein Regenbogen mitten in einem Gewitter.
Passende Übung: Bewusstes Träumen mit dem Heilstein

Lapislazuli
Der Lapislazuli bringt uns wieder in den Frieden des gegenwärtigen Augenblicks. Mit seinen Pyriteinschlüssen ermöglicht er es uns, uns in unserem Körper geerdet zu fühlen, damit der Geist nicht »davonfliegt«.
Passende Übung:
Bewegungsmeditation

Wirkmächtige Kombinationen
Lapislazuli + Rauchquarz
Sodalith + Zoisit
Opal + Schwarzer Turmalin

ZAGHAFT

Häufig wurzelt die Zaghaftigkeit in der Unfähigkeit, im Leben aktiv zu werden, meist wird sie vom Gefühl des Unbehagens begleitet. Sie kann ganz gewaltig an unserer Zufriedenheit und unserem Wohlbefinden nagen. Sind wir zaghaft, fühlen wir uns möglicherweise auch verletzlich; mitunter ist Zaghaftigkeit der Hinweis unserer Intuition, dass irgendetwas nicht stimmt.

WEITERE HEILSTEINE

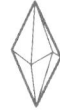
Zirkon

Amethyst

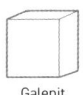
Galenit (Bleiglanz)

Schneeflockenobsidian
Dieser kraftvolle und beschützende Stein ermöglicht es uns, Kontrolle abzugeben. Herrscht Chaos im Kopf, schenkt er uns Frieden und verankert uns wieder sicher im Körper.
Passende Übung:
Berührungsübung

Schwarzer Kyanit
Der Schwarze Kyanit klärt den physischen sowie den Emotional- und den Mentalkörper und befreit uns von Einschränkungen. Fühlen wir uns an unseren Geist gefesselt, trennt der Stein dieses Band.
Passende Übung:
Core-Meditationsübung

Pyrit (Katzengold)
Mit seiner Fähigkeit, das Leben zu nähren, verströmt der Pyrit ein uraltes Gemeinschaftsgefühl. Er brennt die negativen Auswirkungen der Zaghaftigkeit weg und dient uns als Ratgeber, wie wir uns von unseren Ängsten befreien können.
Passende Übung: Tagebuchübung

Roter Jaspis
Der Rote Jaspis führt uns die Ursachen unserer Zaghaftigkeit klar vor Augen. In zaghaften Momenten schenkt er uns Stabilität und Sicherheit. Gleichzeitig stärkt er unsere Verbindung zur Erde, damit wir die zaghafte Energie an sie abgeben können. Im Gegenzug zieht der Stein tröstliche und beruhigende Energie aus der Erde in unseren Körper hinein und hinauf.
Passende Übung:
Berührungsübung

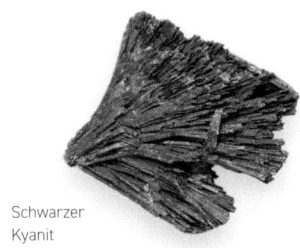
Schwarzer Kyanit

Wirkmächtige Kombinationen
Schwarzer Kyanit + Pyrit
Roter Jaspis + Galenit
Schneeflockenobsidian + Zirkon

Heilsteine für geistige Klarheit

EMOTIONEN IDENTIFIZIEREN

Kinästhetische Reflexion

Vielleicht war Ihnen bei den Beschreibungen der emotionalen und körperlichen Zustände auf den vorhergehenden Seiten völlig klar, in welchem emotionalen Klima Sie sich derzeit befinden. Wenn Sie jedoch etwas mehr Anleitung brauchen, können Sie über die folgenden Fragen nachdenken, die Sie jeweils zu einem bestimmten Kapitel mit emotionalen Themen führen werden. Möglicherweise sollten Sie sich mit diesen Themen dann weiter auseinandersetzen, um Ihre Emotionen aufrechtzuerhalten, zu verstärken oder zu verändern.

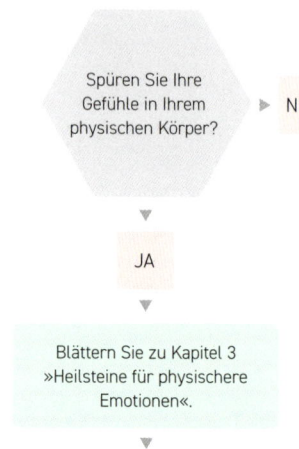

Spüren Sie Ihre Gefühle in Ihrem physischen Körper? ▶ NEIN ▶ ‑ ‑

JA

Blättern Sie zu Kapitel 3 »Heilsteine für physischere Emotionen«.

Erden Sie diese Gefühle, dehnen sie Sie aus oder schränken sie Sie ein. Wollen Sie sie aufrechterhalten, verstärken oder verändern?

Geistige Reflexion ‑ ‑ ‑ ‑ ‑ ▶

Zu welchem Kapitel haben Sie sich am meisten hingezogen gefühlt? Vielleicht möchten Sie über weitere Fragen im Zusammenhang mit diesem Kapitel nachdenken.

Heilsteine für physischere Emotionen

Haben Sie das Gefühl, sich selbst zu nähren?
Haben Sie das Gefühl, sich zu vernachlässigen?
Fällt es Ihnen leicht zu lieben?
Können Sie Komplimente annehmen?
Mögen Sie Ihren Körper?

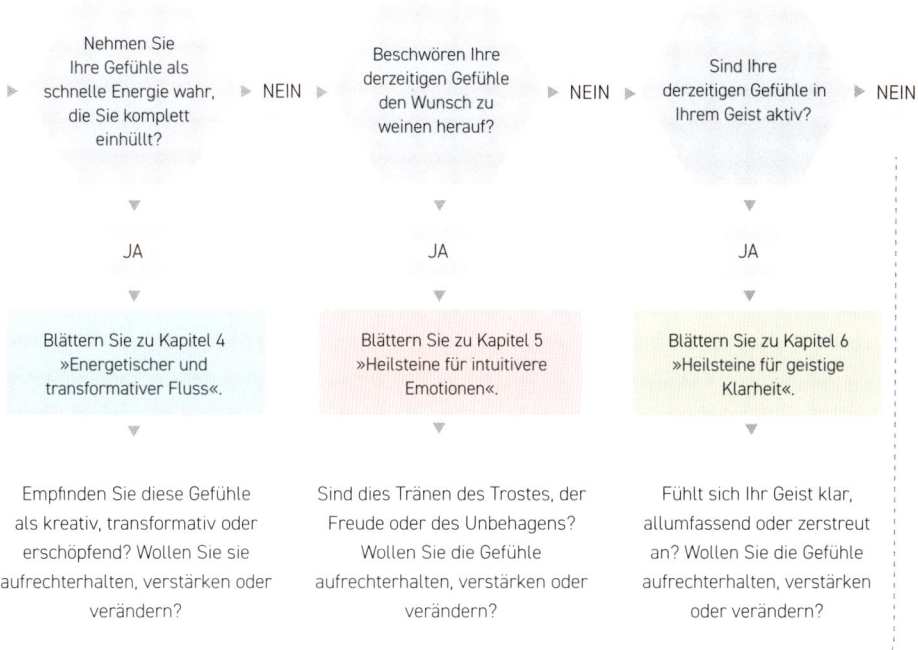

| Nehmen Sie Ihre Gefühle als schnelle Energie wahr, die Sie komplett einhüllt? | ▶ NEIN ▶ | Beschwören Ihre derzeitigen Gefühle den Wunsch zu weinen herauf? | ▶ NEIN ▶ | Sind Ihre derzeitigen Gefühle in Ihrem Geist aktiv? | ▶ NEIN |

JA ▼ · JA ▼ · JA ▼

Blättern Sie zu Kapitel 4 »Energetischer und transformativer Fluss«.

Blättern Sie zu Kapitel 5 »Heilsteine für intuitivere Emotionen«.

Blättern Sie zu Kapitel 6 »Heilsteine für geistige Klarheit«.

Empfinden Sie diese Gefühle als kreativ, transformativ oder erschöpfend? Wollen Sie sie aufrechterhalten, verstärken oder verändern?

Sind dies Tränen des Trostes, der Freude oder des Unbehagens? Wollen Sie die Gefühle aufrechterhalten, verstärken oder verändern?

Fühlt sich Ihr Geist klar, allumfassend oder zerstreut an? Wollen Sie die Gefühle aufrechterhalten, verstärken oder verändern?

Energetischer und transformativer Fluss

Haben Sie den ganzen Tag über Energie?
Sind Sie irgendwann am Tag erschöpft?
Gehen Sie leicht in die Luft?
Sind Sie leicht reizbar?
Halten Sie Ihre Emotionen zurück?
Sind Sie oft streitlustig?

Heilsteine für intuitivere Emotionen

Sind die Dinge in Ihrem Leben im Fluss?
Stecken Sie irgendwo in Ihrem Leben fest?
Lassen Sie sich leicht entmutigen?
Spüren Sie den Schmerz anderer Menschen?

Heilsteine für geistige Klarheit

Haben Sie das Gefühl klar strukturierter Gedanken?
Sind Sie im Alltag häufiger verwirrt?
Sind Sie ein Mensch, der sich oft Sorgen macht?
Fühlen Sie sich sicher?
Sind Sie vergesslich?

REGISTER

A
Akzeptanz 44f.
Almandin (Eisentongranat) 62
Amazonit 42, 70
Amethyst 44, 45, 76, 112, 113, 119
Andalusit 109, 118
Angst 48f.
Anziehungskraft 114f.
Apachenträne (Rauchobsidian) 118
Apophyllit 70
Aquamarin 76, 96, 97
Ausgelassenheit 41
Ausgelaugtheit 47
Azurit 110, 111

B
Baryt 119
Bedürftigkeit 72f.
Befreiung 109
Begeisterung 65
Bergkristall 46, 51, 65
Bernstein 102, 103
Berührungsübung 26
Beseeltheit/Inspiration 108
Bewegungsmeditation 27
Bewusstes Träumen mit dem Heilstein 28f.
Bilderjaspis 108
Blauer Apatit 72, 73
Blauer Kyanit 74
Blauer Turmalin 38, 39

C
Charoit 50
Chrysanthemenstein 82, 86
Chrysokoll 66, 102, 118
Cinnabarit (Zinnober) 106
Coelestin 102
Core-Meditationsübung 22–25

D
Danburit 48, 49, 70, 119
Diamant 36, 65
Dioptas 66, 84

E
Einsamkeit 50
Elestialquarz 50, 108
Emotionen identifizieren 124f.
Empathie 82f.
Entmutigung 100f.
Enttäuschung 92f.
Epidot 50, 52
Erleuchtung 106f.

F
Fadenquarz 41, 100, 114
Feueropal 64
Fluorit (Flussspat) 42, 43, 46, 48
Freude 86f.
Friede, innerer 84f.
Frustration 76
Fulgurit 46, 106

G
Galenit (Bleiglanz) 34, 60, 94
Gereiztheit 70f.
Glückseligkeit 88f.
Gold 47, 86
Goldobsidian 92
Grossular 90
Grüne Jade 88
Grüner Apatit 110
Grüner Apophyllit 112
Grüner Fluorit 94
Grüner Kalzit 41, 48, 80
Grüner Turmalin 34, 38, 39, 68, 77

H
Hämatit (Blutstein) 51
Heilsteine: wählen 20
   Arbeit mit 17
   Kombinationen 14
   Macht der 12–17
   Übungen zum Verbinden 18–31
Heliodor (Goldberyll) 44, 52
Heliotrop 120, 121
Hemimorphit 82, 83
Herkimer Diamant 114
Hiddenit 44, 86
Hoffnungslosigkeit 94f.
Hundezahnkalzit 76

I
Imperial-Topas 62, 92, 93
Innerer Friede 84f.
Intellekt 110f.

K
Kaktusquarz 106, 107
Karneol 41, 62, 116, 117
Kinästhetische Reflexion 124f.
»Klang und Stein« (Übung) 31
Kunzit 44, 68, 80
Kupfer 34, 50, 54, 66, 67
Kyanit 42

L
Labradorit 110
Langeweile 46
Lapislazuli 122
Larimar 38, 40, 68, 70, 71, 116
Lemurischer Kristall 41, 112
Lepidolith 13, 38, 40, 77, 86
Liebe 80f.
Lithiumquarz 120

M

Magnetischer Hämatit 114
Mahagoni-Obsidian 98
Malachit 52, 53
Mandarinenkristall 62, 63
Meditation: Core-Meditation 22–25
    Bewegungsmeditation 27
Mitgefühl 90f.
Moldavit 65, 106
Mondstein 88, 89, 94
Morganit 116
Mut 66f.

N

Nachtragendes Verhalten 77
Nervosität 120f.

O

Obsidian 36, 72
Opal 122
Optimismus 42f.
Orangefarbener Kyanit 64
Orangenkalzit 46
Ozean-Jaspis 88

P

Passion/Leidenschaft 62f.
Peridot 90
Phenakit 47
Possessivität 74f.
Pyrit (Katzengold) 34, 35, 98, 99, 123

Q

Quarz
    Elestialquarz 50, 108
    Fadenquarz 41, 100, 114
    Kaktusquarz 106, 107
    Lithiumquarz 120
    Mandarinenkristall 62, 63
    Rauchquarz 54, 55
    Rosenquarz 14, 40, 51, 80, 81, 84, 96
    Tibetischer Schwarzquarz 108

R

Rauchquarz 54, 55
Regenbogenobsidian 60
Reizbarkeit 70f.
Rhodochrosit 64, 90, 91
Rosa Steinsalz 82, 96
Rosa Turmalin (Rubellit) 80
Rosenquarz 14, 40, 51, 80, 81, 84, 96
Rote Koralle 92
Roter Jaspis 123
Rubin 47, 60, 61, 66, 77
Ruhe 40

S

Saphir 36, 58, 116
Scham 98f.
Schmerz 51
Schneeflockenobsidian 123
Schuld 118
Schwarzer Kyanit 94, 95, 123
Schwarzer Turmalin 60, 68, 69, 110
Selbstfürsorge 12
Selenit (Marienglas) 84, 85, 100, 109
Serafinit (Klinochlor) 48, 90
Shiva Lingam 58, 64, 102
Shungit 54
Sinnlichkeit 64
Smaragd 36, 37, 38, 54, 84, 96
Sodalith 72, 122
Sonnenstein 42, 72
Sorgen 102f.
Sphalerit (Zinkblende) 120
Spinell 82
Spiritualität 112f.

Stärke 36f.
Sternkalzit 65
Stibnit 14, 98, 114, 115
Stilbit 74
Stolz 58f.
Sugilith 74, 109

T

Tagebuchübung 30
Tibetischer Schwarzquarz 108
Tigerauge 74, 75, 100
Tönen (Stimme) 31
Trägheit 52f.
Transparenter Fluorit 119
Trauer 96f.
Türkis 58, 112

U

Überforderung 122
Unsicherheit 116f.

V

Vanadinit 109
Vertrauen 34f.
Verwirrung 119

W

Wasser 22–25
Wassermelonenturmalin 40, 118
Wulfenit 100, 101
Würde/Selbstwert 38f.
Wut 68f.

Z

Zaghaftigkeit 123
Zerstreutheit 54f.
Zinkit (Rotzinkerz) 52
Zitrin 47, 58, 59
Zoisit (Saualpit) 122
Zuversicht 60f.

DANKSAGUNG

Dieses Buch während einer Pandemie zu schreiben, ließ uns jeden einzelnen emotionalen Zustand am eigenen Leib erfahren, zu einer Zeit, als die ganze Welt eine Vielzahl heftiger Emotionen durchmachte. Doch da wir die Heilsteine zu unserer emotionalen Unterstützung hatten, hat sich dieses Buch letztlich doch noch zu einer positiven Erfahrung in einer kollektiven Krise gewandelt. Dafür sind wir ungeheuer dankbar. Unsere Steine erwiesen sich als beständige Führer und Ratgeber; immer wieder leiten sie uns als ihre achtsamen Hüter zu Demut und Wachstum an.

Eine von Herzen kommende Umarmung gilt Malachi und Meridian, unseren größten Inspirationen. Sie verkörpern emotionale Intelligenz und zeigen das Potenzial, das entstehen kann, wenn man von frühester Jugend an mit Heilsteinen arbeitet. Ihre Ermutigung und unsere gemeinsamen Erfahrungen haben das Verfassen dieses Buchs zu einem spielerischen Prozess voller Energie und Bestätigung gemacht.

Unser tiefer Dank gilt auch Leo Alberez, unserem größten Lehrer in all den Jahren. Er hat uns immer wieder dazu gedrängt, unser Potenzial zu verwirklichen, wenn wir es selbst nicht in uns sahen. Wir lieben dich dafür, dass du an uns glaubst.

An die Liebe meines Lebens, Leah Moon: Danke, dass auch du mein Potenzial immer gesehen hast. Du bist mein wahres Geschenk im Leben und inspirierst mich immer wieder dazu, die beste Version meiner selbst zu sein. Dein Nein wird sich stets so gut wie dein Ja anfühlen.

Danke an Corynne Alberts. Sie war der Funke der Kreativität, als wir ihn am meisten brauchten. Durch unsere erhebenden Gespräche über unsere Erfahrungen mit den Steinen hast du immens dazu beigetragen, dass all die »Steingeschichten« von Herzen kommen.

Besonderer Dank gilt auch Tom Castles, einem wahren Künstler der Fotografie, der es uns großzügig gestattete, sein Studio mit Kristallen anzufüllen! Es war uns eine Freude, mit ihm gemeinsam mit den Steinen zu spielen und dabei zuzusehen, wie er den Steinen zuhörte.

Unser am tiefsten empfundener Dank gilt all unseren Klienten, Heilkünstlern, Lehrern, Mitschülern, Freunden und Familienmitgliedern, die unser Leben mit ihrer Anwesenheit bereicherten. Hätte diese Gemeinschaft unser Wachstum nicht in all den Jahren unterstützt, wären wir nicht, was wir heute sind.

Und nicht zuletzt ein großes Dankeschön an das Universum dafür, dass es uns in diesem wilden Netz des Lebens miteinander verwoben und uns eine Freundschaft geschenkt hat, die nun schon Jahrzehnte lang andauert. Sie ist ein ewiger und ewig wachsender Quell der Liebe und des Lichts, dem wir beide dienen.

BILDNACHWEIS

Alle Fotografien stammen von Thomas R. Castles, mit Ausnahme der Bilder auf den folgenden Seiten:

U4 und Seite 45: Lophototo/Shutterstock.com
Seite 1, Seite 24: Nikki Zalewski/Shutterstock.com
Seite 2, Seite 9, Seite 17: ju_see/Shutterstock.com
Seite 4: Foto von Rise and co
Seite 13: Holly Mazour/Shutterstock.com
Seite 15: Foto von Dani Costelo auf Unsplash
Seite 21: Foto von Kira Auf der Heide auf Unsplash
Seite 22: Foto von Gabby Conde auf Unsplash
Seite 25: Dafinchi/Shutterstock.com
Seite 28: olhovyi_photographer/Shutterstock.com
Seite 37: photo-world/Shutterstock.com
Seite 55, Seite 113: olhovyi_photographer/Shutterstock.com
Seite 67: Roy Palmer/Shutterstock.com
Seite 71: pukka luna/Shutterstock.com
Seite 75: Collective Arcana/Shutterstock.com
Seite 81: Foto von Rise and co
Seite 85: SageElyse/Shutterstock.com
Seite 87: Minakryn Ruslan/Shutterstock.com
Seite 99: Foto von Benjamin Lehman auf Unsplash
Seite 103: tanya_morozz/Shutterstock.com
Seite 107: Stellar Gems/Shutterstock.com